Mohamad Al Naemi
Hanadi Al Hamad
Essa Al Sulaiti

# Cuidados abrangentes com a diabetes para idosos

Mohamad Al Naemi
Hanadi Al Hamad
Essa Al Sulaiti

# Cuidados abrangentes com a diabetes para idosos

## Desafios na gestão de idosos com diabetes

ScienciaScripts

Cover image: www.ingimage.com

This book is a translation from the original published under ISBN 978-620-2-30027-8.

Publisher:
Sciencia Scripts
is a trademark of
Dodo Books Indian Ocean Ltd. and OmniScriptum S.R.L publishing group

120 High Road, East Finchley, London, N2 9ED, United Kingdom
Str. Armeneasca 28/1, office 1, Chisinau MD-2012, Republic of Moldova, Europe
Managing Directors: Ieva Konstantinova, Victoria Ursu
info@omniscriptum.com

Printed at: see last page
**ISBN: 978-620-8-37023-7**

# Índice

# Abbreviations

| | | |
|---|---|---|
| ADA | - | American Diabetic Association |
| CINAHL | - | Cumulative Index to Nursing & Allied Health Literature |
| GSC | - | Glucose Steering Committee |
| HbA1c | - | Glycosylated Haemoglobin |
| HHCS | - | Home Health Care Services |
| HSE | - | Health Service Executive |
| ICD-10 | - | International Classification of Diabetes |
| KPI | - | Key performance indicators |
| LDL | - | Low Density Lipoprotein |
| LTC | - | Long Term Care |
| MENA | - | Middle East and North Africa |
| ODP | - | Organizational development project |
| PDSA | - | Plan-Do-Study-Act |
| PESTLE | - | Political, Economic,Social,Technological, Legal, and Environmental |
| QI | - | Quality Improvement |
| SSI | - | Sliding scale insulin |
| SWOT | - | Strength, Weakness, Opportunities and Threats |
| T2DM | - | Type 2 Diabetes Mellitus |

# Agradecimentos

Estou muito grato e agradecido aos nossos colegas pelo seu apoio e carinho, sem o seu encorajamento não teria sido capaz de concluir este projeto.

Gostaria de agradecer ao corpo docente e a todo o pessoal dos serviços de cuidados de saúde ao domicílio que nos ajudaram, motivaram e orientaram durante todo o processo. Os nossos agradecimentos especiais à Dra. Hanan Saleh Al Yazeedi Al Yafei, à Dra. Tagwa, ao Dr. Armaghan Butt, à Dra. Fatima Abu Najma, Dr. Ramshad pelos seus conhecimentos e pela sua ajuda. Gostaria de expressar o meu mais profundo apreço e sincera gratidão ao departamento de qualidade da organização Trust por nos ter prestado uma grande ajuda e por nos ter dado a oportunidade de realizar o projeto. Por último, gostaria de agradecer a todo o pessoal de enfermagem dos serviços pela sua cooperação e interação durante o período de execução do projeto.

Agradeço a Deus Todo-Poderoso, que tornou tudo mais fácil em toda a minha carreira.

## Resumo

A diabetes mellitus é um dos principais problemas em todo o mundo, no entanto, atualmente, apenas 30% dos doentes diabéticos são monitorizados quanto a complicações diabéticas, com parâmetros como HbA1c, LDL, microalbumina na urina, creatinina, exame oftalmológico, exame do pé, peso e pressão arterial, em conformidade com as diretrizes organizacionais, o que conduz a um aumento da morbilidade e da mortalidade. Devido às elevadas taxas de complicações e mortalidade nos doentes diabéticos, o presente projeto visava implementar um sistema para melhor monitorizar os doentes idosos diabéticos nos Serviços de Cuidados de Saúde ao Domicílio (SAD). O projeto de mudança foi realizado com o objetivo de aumentar a percentagem de doentes idosos monitorizados quanto a complicações diabéticas nos cuidados de saúde ao domicílio, em conformidade com as orientações da Associação Americana de Diabetes (ADA) baseadas em provas, de 30 % para 80 %, de outubro de 2016 a março de 2017; diminuir ainda mais as admissões hospitalares de doentes diabéticos nos SAD em 30 % devido às suas complicações durante um período de seis meses a partir de outubro de 2016. O modelo de mudança do Health Service Executive foi escolhido de acordo com a orientação do método IHI, a fim de efetuar o processo de mudança na organização escolhida. Neste projeto, foram utilizados vários métodos de avaliação para executar a mudança, nomeadamente o modelo de avaliação Kirkpatrick, utilizado para a sessão de formação e informação. Foram utilizados 400 doentes para o projeto realizado durante o período de setembro de 2016 a março de 2017. Os resultados do estudo revelaram que não existe um aumento significativo dos níveis de glucose no sangue acima de 200 mg/dL em doentes com hiperglicemia ou diabetes. Em conclusão, constata-se que o projeto de mudança foi implementado com êxito no HHCS através da obtenção de um forte apoio da organização e dos doentes.

# Capítulo 1: Introdução

## 1.1 Introdução

A H ome Health Care Services (HHCS) presta aos clientes serviços médicos e de saúde pessoais e completos na discrição e no luxo do seu lar. Trabalhando como conselheiros para os clientes e as suas famílias, os HHCS criam um ambiente de promoção e valores centrados na família que os ajudam a lidar e a regressar às suas vidas normais e gratificantes. A visão da organização do autor é tornar-se líder no domínio dos cuidados ao domicílio, estabelecendo assim uma ligação com as pessoas do país a nível individual, ajudando-as a tirar mais partido da vida através de um serviço e empenho imaculados. O HHCS tem uma missão que visa promover e manter os padrões da medicina de cuidados a idosos e cuidados para casos complexos como a organização mais importante no próprio país. A estrutura organizacional do departamento inclui o Diretor Médico, Consultores Seniores, Consultores, Especialistas, Profissionais de Saúde Aliados e enfermeiros formados. O Diretor Médico tem de responder perante o Chefe dos Cuidados Continuados a nível da empresa. Atualmente, existem dez médicos, 300 enfermeiros e cerca de 50 profissionais de saúde aliados, incluindo terapeutas respiratórios, terapeutas da fala, assistentes sociais, terapeutas ocupacionais, fisioterapeutas e nutricionistas. Os médicos e a equipa multidisciplinar fazem visitas regulares ao domicílio para avaliar o estado do doente e fornecer um sistema de encaminhamento adequado.

## 1.2 Fundamentação baseada em provas

Atualmente, a diabetes mellitus é um dos principais problemas a resolver no âmbito dos HHCS. Dos 900 pacientes que frequentam o HHCS, 600 são diabéticos. Atualmente, apenas 30% dos doentes diabéticos são monitorizados para detetar complicações diabéticas, com parâmetros como HbA1c, LDL, microalbumina na urina, creatinina, exame oftalmológico, exame dos pés, peso e tensão arterial, em conformidade com as diretrizes organizacionais, o que conduz a um aumento da morbilidade e da mortalidade. Devido às elevadas taxas de complicações e de mortalidade nos doentes diabéticos, o autor propõe um plano que aumentará a percentagem de doentes idosos monitorizados para deteção de complicações diabéticas no SCEH pelos profissionais de cuidados de saúde ao domicílio.

A prevalência da doença está a aumentar substancialmente nos países de baixo e médio rendimento, com o mundo em desenvolvimento a contribuir para cerca de 80% dos casos. Na região do Médio Oriente e do Norte de África (MENA) (Christos et al., 2014), cerca de 9,1 % dos casos de diabetes no mundo ocorreram entre os 20 e os 79 anos e em 2015.

No Qatar, em 2012, uma estimativa da prevalência da diabetes (baseada na extrapolação de países semelhantes) é de 13,5%; pensa-se que a prevalência é cerca de três vezes superior à média global (Al-Thani et al., 2016). Registaram-se 553,3 mortes relacionadas com a diabetes. Entre as pessoas com idades compreendidas entre os 20 e os 79 anos, registaram-se 239 100 casos de diabetes. Os doentes idosos frágeis que vivem em residências de cuidados prolongados têm geralmente uma esperança de vida reduzida, um estado de saúde geral reduzido e, pelo menos, um certo nível de dependência funcional e de deficiência cognitiva (Bo et al., 2015). Representam os doentes vulneráveis afectados pela diabetes mellitus tipo 2, para os quais as recentes orientações internacionais recomendam especificamente objectivos glicémicos menos rigorosos, que dão prioridade ao bem-estar e à qualidade de vida. A duração da diabetes e o avanço da idade predizem de forma independente as taxas de morbilidade e mortalidade em indivíduos idosos (Haas, 2014). Observações recentes, refletindo que as dificuldades cardiovasculares e a hipoglicemia são comuns entre os pacientes diabéticos idosos, ajudam a reorientar os cuidados de pacientes idosos com DM2 longe do controlo glicémico rigoroso como o foco central da gestão (Williams & Curtis, 2015). Entre os doentes que se enquadram na categoria de idosos, os níveis de hemoglobina glicada (HbA1c) devem situar-se entre 7,5% e 8%. Embora os níveis de HbA1c entre 7% e 7,5% sejam considerados adequados, estes podem ser atingidos com segurança em idosos saudáveis com boas condições funcionais e menos comorbilidades. Os objectivos mais elevados de HbA1c (8%-9%) são adequados para idosos com várias comorbilidades, esperança de vida limitada e saúde reduzida (Munshi et al., 2016).

Além disso, é provável que haja danos na redução da HbA1c para menos de 6,5% em doentes idosos com DM tipo 2 (Inzucchi et al., 2012). Um protocolo rigoroso sobre a gestão da diabetes e a personalização dos cuidados de acordo com as necessidades de cada doente é a necessidade do momento na unidade de cuidados de saúde ao domicílio da organização do autor, tendo em consideração o número de diabéticos na unidade.

## 1.3 Finalidade e objectivos

### 1.3.1 Objetivo

Implementar um sistema para melhor monitorizar os doentes idosos diabéticos em cuidados de saúde ao domicílio

Serviços

### 1.3.2 Objectivos

- Aumentar a percentagem de doentes idosos monitorizados relativamente a complicações diabéticas nos Cuidados de Saúde Domiciliários, em conformidade com as diretrizes baseadas em evidências da Associação Americana de Diabetes (ADA), de 30% para 80%, de outubro de 2016 a março de 2017
- Atingir um nível de HbA1c de base inferior a 7,5 em todos os doentes diabéticos abrangidos pelo HHCS até ao final de 6 meses, a partir de outubro de 2016.
- Diminuir em 30 % os internamentos hospitalares de doentes diabéticos do HHCS devido às suas complicações durante um período de seis meses a partir de outubro de 2016.

## 1.4 Enquadramento organizacional e contexto da mudança

As equipas médicas dos HHCS esquecem-se muitas vezes de documentar passo a passo a avaliação dos diabéticos, uma vez que não existe uma lista de controlo ou ferramentas adequadas. A implementação da lista de verificação para a monitorização das complicações diabéticas resultará numa melhor documentação. Nos doentes idosos, considera-se que o objetivo da hemoglobina glicada (HbA1c) deve situar-se entre 7,5 e 8 por cento. Embora se considere adequado um intervalo de 7 a 7,5%, é possível obter menos comorbilidades e melhor funcionalidade em doentes adultos saudáveis com objectivos elevados de cerca de 8 a 9%, o que é adequado para um estado de saúde reduzido, muitas comorbilidades e uma esperança de vida limitada (Munshi et al., 2016). Além disso, é provável que haja danos na redução da HbA1c para menos de 6,5% em doentes idosos com DM tipo 2, evitando assim a incidência de complicações nestes doentes vulneráveis. A implementação da Lista de Verificação em todos os registos médicos dos doentes com Diabetes Mellitus no âmbito do HHCS será feita de modo a que os clínicos sejam alertados para a monitorização das complicações relacionadas com a Diabetes, o que, por sua vez, reduzirá consideravelmente a mortalidade e a morbilidade relacionadas. Será formada uma equipa multidisciplinar dirigida por um dos consultores, incluindo clínicos, enfermeiros, revisor de qualidade, representante dos registos médicos e gestores de casos. A equipa tenciona elaborar uma lista de verificação e chegar a acordo com o Departamento de Registos Médicos sobre o local onde será fixada e quem é responsável pelo controlo do formulário da lista de verificação. Serão organizadas sessões de formação para todos os médicos e enfermeiros do HHCS. As partes interessadas neste projeto são os médicos, os enfermeiros, os profissionais de saúde, os doentes com diabetes do HHCS, os prestadores de cuidados e as famílias dos doentes. Este projeto será contínuo e será objeto de um relatório trimestral a apresentar aos responsáveis do CHS.

O impacto da mudança na organização (Singhal, Segal, & Munshi, 2014) pode ser imenso quando se tem em consideração o número de diabéticos e o aumento da mortalidade e da morbilidade dos doentes em cuidados domiciliários. Os doentes terão um plano proactivo na gestão dos diabéticos, o que resultará na melhoria da qualidade dos cuidados, o que melhorará o estado funcional dos doentes. Os prestadores de cuidados têm a oportunidade de se aperceberem do facto de que um protocolo e diretrizes adequados facilitam a tarefa do pessoal envolvido na prestação de cuidados óptimos a um doente já comprometido. Um percurso normalizado ajudaria a prestar cuidados centrados no doente, com a possibilidade de melhoria a nível profissional, uma vez que a equipa multidisciplinar ajudaria a compreender o processo da doença. Os programas educativos e a comunicação eficaz (Shrivastava, Shrivastava, & Ramasamy, 2013) podem aumentar a sensibilização da família e dos prestadores de cuidados para a importância e os benefícios do controlo da diabetes, o que, por sua vez, contribuirá para um melhor resultado. O fornecimento de um percurso de cuidados padronizado aos doentes resultaria numa melhor utilização financeira e logística dos recursos disponíveis. A duplicação de processos pode ser evitada com um percurso de cuidados personalizado, que responsabilizará determinados membros da equipa pelos processos e pelos resultados envolvidos, o que trará benefícios para a liderança e para a própria organização.

A principal desvantagem é a falta de uma ferramenta forte de rastreio da diabetes para os doentes com documentação deficiente e com HHCS. A falta de programas adequados de educação e sensibilização são outros obstáculos. Até à data, foi revelado que não existem diretrizes/protocolos clínicos para monitorizar os doentes com diabetes no âmbito do HHCS. Outras considerações incluem a carga de trabalho do médico, barreiras em termos de língua e co-morbilidades. A falta de comunicação entre a equipa multidisciplinar para acompanhar as intervenções e as avaliações é outra ameaça importante. A falta de uma equipa médica dedicada ao rastreio da diabetes tende a interromper o fluxo de trabalho.

A organização da formação do pessoal, o inquérito pré e pós questionário, a atribuição de uma equipa de trabalho especial, a implementação de uma nova lista de verificação e de diretrizes para o acompanhamento dos doentes diabéticos no âmbito do CHS ajudarão a equipa a ultrapassar as ameaças acima referidas.

## 1.5 Papel na organização e no projeto

O papel dos autores consiste em atuar como líderes clínicos do HHCS, liderando, dirigindo e implementando a mudança no HHCS e assegurando que as mudanças cumprem os objectivos estabelecidos anteriormente na realização dos cuidados aos doentes idosos. As outras responsabilidades incluem a representação do HHCS em reuniões e conferências, a gestão da força de trabalho, a gestão do orçamento, o planeamento anual do trabalho, a gestão das queixas, a avaliação do pessoal e o recrutamento. Na qualidade de líder do projeto, o autor pretende assumir e delegar a responsabilidade de orientar e educar os membros da equipa sobre as diretrizes definidas pela Associação Americana de Diabetes no que diz respeito à monitorização e gestão da diabetes mellitus tipo 1 e tipo 2. Posteriormente, a equipa educará o pessoal do HHCS, incluindo enfermeiros, médicos e outros prestadores de cuidados de saúde, e a conclusão atempada das várias fases do projeto no prazo proposto. O autor assegurará que não haverá atrasos através da participação ativa, do acompanhamento e da supervisão a todos os níveis do projeto, desde a recolha de dados até à implementação da ferramenta.

## 1.6 Resumo

O resto do projeto de desenvolvimento organizacional (PDO) prosseguirá por capítulos, com base na revisão da literatura para análise crítica das melhores práticas e da base de evidências no domínio relevante, seguida da gestão da mudança utilizando um modelo adequado que avaliará a mudança tanto logística como financeiramente. O projeto será seguido de uma discussão detalhada sobre o próprio processo de implementação, o seu efeito no autor e na organização e as conclusões deduzidas após a implementação do ODP.

# Capítulo 2: Revisão da literatura

## 2.1 Introdução

Após a introdução ao projeto de desenvolvimento organizacional (PDO), avançamos para um aspeto crítico do próprio PDO, que é a revisão da literatura sobre os cuidados diabéticos nos idosos. Entre a população dos EUA, foi revelado que mais de 25% das pessoas com 65 anos sofrem de complicações da diabetes (Centres for Disease Control and Prevention, 2014) e esta doença também evolui para se tornar uma epidemia na população idosa em geral. Embora o peso da doença esteja associado aos adultos em idade ativa, a diabetes na população idosa está associada a um menor bem-estar funcional, a um maior risco de institucionalização e a uma elevada taxa de mortalidade (Foundation, in Improving, & Care for Elders with Diabetes, 2003). Considera-se que os idosos que sofrem de diabetes estão expostos ao risco de complicações crónicas e agudas de doenças cardiovasculares e microvasculares. Embora a predominância da doença seja sentida em quase todos os grupos etários, os idosos com várias comorbilidades são muitas vezes negligenciados nos tratamentos associados a ensaios clínicos aleatórios e objectivos de tratamentos para a diabetes e condições associadas.

O resto do capítulo seguirá o formato de introdução de uma estratégia de pesquisa com os diferentes tipos de revisão da literatura, com os critérios de inclusão e exclusão e as palavras-chave. Seguir-se-á uma descrição pormenorizada dos temas em evolução nos cuidados diabéticos em idosos, com uma análise crítica detalhada dos temas, a que se seguirá uma conclusão sobre a própria revisão da literatura.

## 2.2 Estratégia de pesquisa

Existem duas vertentes em que a revisão da literatura é normalmente efectuada: A revisão sistemática e a revisão tradicional da literatura. A primeira tem um tom crítico, embora não seja efectuada de uma forma puramente descritiva. Os métodos que são aplicados na revisão tradicional da literatura são os seguintes Abordagem de escopo (define a perceção para pesquisas futuras), abordagem crítica, abordagem conceitual (síntese do conhecimento conceitual), abordagem de especialista (um especialista reconhecido) e abordagem do estado da arte (maior desenvolvimento). Apesar destes métodos, a revisão tradicional da literatura acaba por ser de natureza reflexiva, mas pode produzir uma revisão unilateral ou mesmo tendenciosa. Por outro lado, a outra corrente é a revisão sistemática da literatura, que é uma ferramenta significativa que cobre o método de revisão tradicional, uma vez que apoia a identificação de lacunas e envolve o esclarecimento técnico com um processo padronizado e racional, revelando o seu objetivo e dando transparência aos leitores (Jesson, Matheson, & Lacey, 2011).

De acordo com a definição de Sweet e Moynihan, a revisão sistemática da literatura é um meio transparente e sistemático de recolher, avaliar e sintetizar os resultados dos estudos sobre uma questão ou um tópico específico (Booth, Papaioannou, & Sutton, 2012). O principal objetivo é reduzir o viés relacionado com estudos não sistemáticos e isolados. Neste estudo, os artigos incluídos foram os que apresentavam texto completo com resumo e revisão por pares dentro das palavras-chave e que podiam ser obtidos e tinham acesso livre à base de dados científica da Biblioteca da Universidade. O presente projeto utilizou a pesquisa bibliográfica nas datas de publicação específicas são de 2006 a 2017. No entanto, o projeto adoptou alguns critérios de inclusão e exclusão. Os estudos incluídos nesta pesquisa foram os artigos em língua inglesa e também incluídos apenas os artigos devem vir de uma baseada em evidências no que diz respeito à enfermagem e esses artigos devem usar abordagens qualitativas e quantitativas.

Por outro lado, os artigos excluídos não estavam no texto completo com resumo e revisão por pares dentro das palavras-chave e eram de acesso pago. Os dados foram excluídos se as datas de publicação fossem anteriores a 2006 e também se os estudos estivessem disponíveis noutro idioma que não o inglês. Além disso, os critérios de exclusão incluíram artigos não relacionados com a enfermagem, bem como artigos que não tivessem abordagens qualitativas e quantitativas. O meu objetivo neste capítulo é recolher os artigos sobre a literatura clínica e académica atual sobre a gestão da diabetes nos idosos e também examinar as opções de gestão baseadas na evidência que podem ser obtidas. As bases de dados electrónicas que utilizei para pesquisar a literatura académica incluíam o Cumulative Index to Nursing & Allied Health Literature (CINAHL), PubMed, ProQuest, Ovid Nursing Journals e Medline. Nas minhas pesquisas, utilizei os seguintes termos-chave: diabetes, idosos, gestão, protocolos, cuidados de longa duração (LTC), American Diabetic Association (ADA), qualidade de vida, diabetes em idosos, HbA1c em idosos e uma combinação de duas ou mais palavras-chave.

## 2.3. Evolução dos temas na literatura

Tendo em consideração o PDO, apercebemo-nos de que a revisão da literatura tem de ter em conta as tendências actuais envolvidas na gestão dos idosos diabéticos. As várias melhores práticas foram identificadas por muitas organizações, mas o cerne da solução para o problema está na personalização dos protocolos de gestão de acordo com as necessidades da própria instituição de cuidados prolongados. A gestão destes doentes tem de ser centrada no doente e, ao mesmo tempo, nas necessidades geográficas e culturais da comunidade, uma vez que se pode assistir a uma grande divisão nos casos de adaptação cega das melhores práticas a partir da base de evidências. Foram identificados os seguintes temas, que serão analisados criticamente como parte da revisão da literatura, e chegar-se-á a uma conclusão à medida que o capítulo for terminando.

### 2.3.1. Importância da HbA1c nos idosos:

De acordo com a ADA Glycaemic, os objectivos para alguns adultos mais velhos podem ser razoavelmente relaxados, utilizando critérios pessoais para cada um, mas a hiperglicemia que conduz a sintomas ou risco de complicações hiperglicémicas agudas deve ser evitada em todos os doentes ("ADA geriatric diabetes," 2016). Para limitar os problemas e os efeitos relacionados com a diabetes, foi desenvolvida uma abordagem holística para a gestão da diabetes, que consiste no controlo da glicose, que é o princípio orientador do melhor tratamento. De acordo com o relatório da Associação Europeia e da Associação Americana de Diabetes para a diabetes, o objetivo glicémico da hemoglobina glicada (A1C) foi considerado maioritariamente de 7% entre os doentes com diabetes

(Inzucchi et al., 2012). No entanto, os regulamentos estabelecem uma elasticidade em torno deste objetivo em função do tipo de doença e dos doentes, o que inclui a sua esperança de vida, os problemas associados à hipoglicemia e a duração. Assim, os doentes idosos que sofrem de diabetes podem adotar um objetivo pouco difícil. Além disso, o Colégio Americano de Endocrinologia e a Associação Americana de Endocrinologistas Clínicos recomendam que a personalização dos objectivos, no entanto, enumere um nível de A1C deve ser menos como um objetivo clássico ou ser 6,5% (Garber et al., 2016). A possibilidade desta meta justa de A1C pela ADA gira em torno de um ponto de vista de não causar danos, mantendo em vista a suscetibilidade da população do Medicare e o endosso para definir uma meta glicémica rigorosa e pouco estrita para esses pacientes. No entanto, a disponibilidade crescente de vários medicamentos para o tratamento da diabetes com um problema menos intrínseco de hipoglicemia e o facto de cada redução de 1% na A1C diminuir vários riscos incluem doenças nervosas, renais e oculares em 40%. No entanto, não se compreende que a definição de um objetivo rigoroso e elevado a nível da população para os doentes do Medicare não venha a trazer benefícios líquidos. (Layton & Ryan, 2015). Um objetivo mais rigoroso de A1C de 7% e 8% (Charokopou et al., 2016) melhoraria o desempenho das medidas de qualidade, beneficiando simultaneamente os doentes, e esta intervenção irá provavelmente melhorar o desempenho das medidas de qualidade e beneficiar os doentes.

É necessário apurar se as observações de um risco elevado de morte com níveis baixos de A1C reflectem um efeito real do controlo da glicose ou se são o resultado de outros factores associados a níveis baixos de A1C. Os doentes idosos que apresentam níveis de A1C mais baixos podem sofrer de sarcopénia ou fragilidade, estado nutricional deficiente e cada um destes factores pode levar a um risco elevado de mortalidade (Kim et al., 2010). De acordo com o estudo de Selvin et al. (2010), a associação entre mortalidade e níveis baixos de A1C merece ser mais estudada, especificamente nos doentes mais idosos. Uma HbA1C restrita significa uma associação contínua entre complicações microvasculares e cardiovasculares e o controlo glicémico. Significativamente, os resultados mostraram que essas associações contínuas existem ainda mais entre os pacientes idosos, condicionadas pela sobrevivência. Além disso, o estudo verificou que não existe um limiar de controlo glicémico na população-alvo global escolhida como resultado. Foi evidente que os doentes que se encontram no grupo etário dos 70 anos apresentaram um risco estatisticamente significativo ao nível do limiar de cerca de 7% (Stratton et al., 2000). Em consonância com isto, o estudo de Brown et al. (2003) revelou que os resultados examinaram o limiar glicémico que reduz a mortalidade e aumenta a qualidade de vida através da prevenção de complicações (B).

Para o grupo etário dos 60-79 anos, os doentes apresentam um risco mais elevado de um limiar de A1C de 8,0%, enquanto que para os 80 anos, os doentes com um limiar de A1C de 8,0-8,9% apresentam um risco mais elevado, no entanto, os resultados não foram estatisticamente diferentes da referência, apesar de o estudo ter observado um limiar de 9,0% para estes doentes idosos. A diferença de resultados entre os 60-79 anos e os 80 anos pode ser atribuída ao facto de a diabetes se tornar um evento progressivamente aleatório à medida que envelhecem. (Bertoni, Kirk, Goff, & Wagenknecht, 2004). No que respeita à prevenção das complicações, os resultados indicam que os idosos têm uma relação gradual entre a A1C e as complicações. Pelo contrário, existe uma relação distinta em forma de U entre a A1C e a mortalidade. Os resultados apontaram A1C em pacientes idosos deve ser inferior a 8,0% para evitar tanto a mortalidade e problemas com endossar o fato de que o nível de A1C são <6% foram associados a um maior risco de mortalidade. É necessária mais investigação para examinar os mecanismos que estão por detrás da maior mortalidade entre os indivíduos com uma HbA1C muito baixa. Adicionalmente, a investigação existente sobre a individualização dos cuidados entre os idosos recomenda que a esperança de vida (Huang, Zhang, Gandra, Chin, & Meltzer, 2008), as preferências dos doentes (Huang, Brown, Ewigman, Foley, & Meltzer, 2007) e as condições de comorbilidade (Greenfield et al., 2009) podem ser considerações significativas no posicionamento dos objectivos glicémicos abaixo de 8,0%.

### 2.3.2. Evitar a insulina de escala móvel (SSI) nos idosos:

O controlo glicémico entre os doentes diabéticos que se encontram em hospitalização contínua não é crónico, mas permanece parcialmente subaproveitado devido à utilização contínua de regimes de insulina em escala móvel. Apesar disso, antes de 40 anos de estudos, foram levantadas questões sobre a eficácia da prática clínica da diabetes e numerosas diretrizes para o tratamento das melhores práticas em matéria de diabetes referiram a descontinuação das práticas diabéticas (Boord et al., 2009).

No entanto, um grande grupo de investigações anteriores referiu que cerca de 76% dos doentes internados em clínica geral recebiam insulina em regime deslizante e que estes regimes não só controlavam a hiperglicemia como também reduziam o tempo de internamento e a hipoglicemia. Além disso, os doentes submetidos a este tratamento receberam um nível de glucose no sangue superior a 300 mg/dl, três vezes superior ao dos doentes submetidos a outros tratamentos com insulina mais fisiológicos e intensivos. O fiasco dos médicos na regulação da insulina de escala móvel para melhorar o controlo glicémico, uma vez que estas práticas já começaram, é um risco nos lares de idosos e nos hospitais. Um dos estudos de observação retrospetiva realizados num grande centro médico revelou que 84% dos doentes que tomavam insulina de escala deslizante sofriam de hiperglicemia, sendo que o ajuste da dose só ocorria em menos doentes, ou seja, em 18% (Golightly, Jones, Hamamura, Stolpman, & McDermott, 2006).

Apesar das sugestões recebidas da Associação Americana de Diretores Médicos no sentido de evitar a prática da utilização da insulina, esta ainda é amplamente aplicada nos lares de idosos. A Sociedade Americana de Geriatria (2012) revelou que, para evitar a utilização de insulina deslizante, ao modernizar os critérios de Beers para os medicamentos que podem pôr em risco a saúde dos idosos, os gestores têm de alterar efetivamente as suas práticas (The American Geriatrics Society 2012 Beers Criteria Update Expert Panel, 2012). Um regime médio de insulina de escala móvel exige uma dose contínua mais elevada de insulina antes das refeições e ao deitar (se o doente estiver a comer), juntamente com uma dosagem constante de insulina a ser administrada com base apenas na glicemia obtida por picada no dedo do doente. Normalmente, os doentes precisam de medir a glicemia com uma picada no dedo de 6 em 6 horas ou antes de se deitarem ou das refeições. Os níveis de glucose no sangue antes das refeições não prevêem exatamente a insulina desejada nessa altura, mas mostram antes a atividade da insulina fornecida anteriormente. Se a insulina de ação rápida for tomada com a refeição e o seu efeito durar apenas 3 a 4 horas, o doente pode ter um nível elevado de glicose no sangue durante muito tempo até à administração da dose de insulina posterior (Hirsch, 2009).

De preferência, em vez de serem proactivos na prevenção de grandes variações dos níveis de glicose no sangue, os regimes de insulina de escala móvel são reactivos e funcionam para tratar os eventos de hiperglicemia. A insulina dirigida apenas em reação à glicemia existente pode agravar um erro de pré-dosagem que pode levar a flutuações importantes nos níveis baixos e altos de glicose no sangue. O risco de hipoglicemia é um problema grave porque a regulação das doses de insulina sem ter em conta a ingestão de refeições e outros factores pode resultar na administração de doses excessivas de insulina (Golightly et al., 2006). Outro problema ocorre na insulina frequente de escala móvel, quando os doentes não tomam insulina e o seu nível de glucose é normal. Em poucas horas, nota-se um aumento do nível de glucose após a administração de insulina, que se mantém constante no controlo de glucose seguinte, após o qual a glucose no sangue volta ao estado normal. Este efeito de flutuação do nível de glicose no sangue permanece contínuo e algumas evidências mostraram que este tipo de flutuações é mais prejudicial do ponto de vista fisiológico do que o nível de glicose no sangue, que se eleva continuamente, mesmo que seja uma elevação ligeira (Nalysnyk, Hernandez-Medina, & Krishnarajah, 2010).

Os problemas que se colocam à modificação da cultura da insulina de escala deslizante, que envolve os novos regimes de insulina fisiológica, são o receio de uma hiperglicemia excessivamente corrigida, a monitorização ineficaz da glicemia, a resistência dos profissionais à mudança, a possibilidade de hipoglicemia, o receio de cometer erros durante o cálculo, a falta de compreensão dos desafios relacionados com a insulina de escala deslizante, a hesitação em perder tempo a medir as doses corretivas e nutricionais e a não monitorização do peso dos doentes. Para ultrapassar os obstáculos acima referidos, é necessária a adesão de toda a equipa de cuidados de saúde e a formação contínua dos prescritores, dietistas, administradores, enfermeiros e farmacêuticos. É importante um esforço multidisciplinar para evitar a utilização contínua de insulina de escala móvel, e a equipa de cuidados de saúde deve conceber e executar políticas adequadas para motivar a utilização destes novos regimes de insulina. A execução bem sucedida de tais práticas pode diminuir a carga da diabetes e também melhorar a qualidade de vida dos doentes no sistema de saúde (DeYoung, J., Bauer, R., Brady, C., & Eley, S., 2011).

**2. 3.3. Gestão da diabetes em doentes com cuidados de longa duração (LTC):**

A heterogeneidade psicossocial e funcional e a complexidade clínica dos pacientes idosos nas instalações dos LTC requerem estratégias personalizadas e pensamento inovador para prestar cuidados a essas pessoas (Lu, Lin, & Kuo, 2009). Condições específicas como infecções repetidas, depressão, problemas alimentares, disfunção cognitiva e incapacidades físicas estão normalmente presentes em pessoas em LTC. Além disso, os doentes de LTC são atualmente muito receptivos a tratamentos e intervenções hostis, incluindo a gestão de ventiladores crónicos, hemodiálise, gastrostomias para alimentação enteral, tratamentos avançados de feridas e cursos mais longos de antibióticos intravenosos (Huang et al., 2008).

Há algumas décadas, as dietas para diabéticos foram estipuladas como tratamento para os doentes idosos no contexto dos cuidados de saúde prolongados. Existe uma forte documentação sobre o facto de essas dietas terapêuticas poderem reduzir a perda de peso não intencional, a baixa ingestão de alimentos e a subnutrição, que é o oposto do que se pretende. No que diz respeito à afirmação anterior, as instalações dos LTC deixaram de fornecer dietas terapêuticas, oferecendo uma grande variedade de escolhas alimentares, dando opções de refeições no que diz respeito ao tipo de refeições e ao horário e tendo em conta as preferências alimentares pessoais. As dietas liberais têm sido relacionadas com o aumento da ingestão de alimentos e bebidas na população de LTC para melhor satisfazer as necessidades calóricas e de nutrientes (Dorner, Friedrich, Posthauer, & American Dietetic Association, 2010). Considerando que a ingestão de hidratos de carbono deve ser considerada como uma dieta "sem açúcar" ou "sem doces concentrados", as ordens de dieta são ineficientes para a gestão da glicemia e não precisam de ser promovidas. Em vez disso, um plano de refeições com hidratos de carbono constantes que permita uma grande variedade de escolhas alimentares (por exemplo, dieta comum) pode ser mais benéfico para o controlo glicémico e para as necessidades nutricionais dos doentes com diabetes de tipo 1 ou 2 que tomam insulina às refeições.

Nas instalações dos LTC, verifica-se que a falta de supervisão entre os funcionários, o medo de quedas, a falta de incentivos e a fraqueza são as principais barreiras à atividade ou ao exercício frequente dos doentes. Mas a atividade física deve ser motivada em todos os indivíduos para melhorar a qualidade de vida, a funcionalidade e a independência (Jackson, 2016). Este tipo de atividade deve basear-se no nível atual de capacidade e atividade do doente. Além disso, nas instalações de LTC, os programas para melhorar a resistência, a força geral, a marcha, a mobilidade e o equilíbrio são significativos para todos os doentes. A transição do hospital ou do domicílio para os cuidados de saúde prolongados, as mudanças de prestadores de cuidados, as transições entre os locais de prestação de cuidados nos estabelecimentos de cuidados de saúde prolongados e as altas para a comunidade são os momentos mais turbulentos para os doentes diabéticos. Para os doentes idosos diabéticos, especificamente aqueles com literacia restrita em matéria de saúde, comorbilidades complexas, cinco ou mais medicamentos prescritos, deficiência cognitiva ou cuidados em fim de vida são o principal perigo no momento das transições de cuidados, que é ainda maior (American College of Clinical Pharmacy et al., 2012). Os cuidados de transição foram definidos como as acções que garantem a continuidade dos cuidados e a coordenação com base num plano de cuidados abrangente (Munshi et al., 2016). A prestação incorrecta de cuidados de transição pode levar a um aumento considerável dos encargos financeiros para os estabelecimentos, os pagadores, os doentes e o sistema de saúde dos EUA em geral. Os custos evitáveis devem-se a uma monitorização incorrecta dos doentes, a erros de medicação, a reinternamentos desnecessários, à falta de acompanhamento das consultas, à duplicação de exames e a atrasos no diagnóstico (Singhal et al., 2014).

Não existem diretrizes recentes sobre os cuidados em fim de vida na gestão da diabetes, mas existem algumas preocupações (Quinn, Hudson, & Dunning, 2006). Dunning, Savage, Duggan, & Martin (2012) propuseram uma das diretrizes de prática clínica para os cuidados em fim de vida e a diabetes.

O exame prévio dos doentes que procuram cuidados em fim de vida é importante. Apesar do aumento sensível da taxa de inscrição nos cuidados paliativos nas últimas décadas, mais de um terço dos doentes foram registados nas duas últimas semanas, o que os impediu de beneficiarem de todas as vantagens dos serviços de cuidados paliativos. Uma das melhores formas de melhorar a identificação atempada dos doentes pode ser a utilização de registos de diabetes em coordenação com os serviços de cuidados primários e a equipa de cuidados paliativos.

### 2.3.4 Fragilidade e diabetes:

Entre os indivíduos, o envelhecimento crescente leva ao declínio das funções multissistémicas que alteram várias condições fisiopatológicas, tais como resultados adversos para a saúde e fragilidade (Fried et al., 2001). A fragilidade é considerada como a falha da função nervosa e muscular, a estagnação da reserva cardiopulmonar, a anemia e a perda da função de execução (Abellan van Kan et al., 2008). Os doentes com diabetes têm tendência para um maior processo de envelhecimento (Bergman et al., 2007), o que os torna mais susceptíveis de desenvolver fragilidade numa idade jovem (Whitson, Purser, & Cohen, 2007). É uma condição de pré-invalidez que pode ser clinicamente definida como incerteza e a sua associação com doenças crónicas, incapacidade e envelhecimento (Bergman et al., 2007). O Estudo de Saúde Cardiovascular (CHS) referiu que 18,2% dos indivíduos pré-frágeis eram diabéticos, 25% dos indivíduos frágeis eram maioritariamente diabéticos e apenas 12% dos indivíduos não frágeis eram diabéticos. Além disso, os inquiridos frágeis do CHS apresentavam níveis crescentes de insulina e de glicose na linha de base, mas na altura do teste oral de tolerância à glicose não eram frágeis (Walston et al., 2002). A partir daqui, é evidente que a fragilidade e a diabetes estão relacionadas entre si, no entanto, apenas alguns relatórios recomendam a associação significativa entre fragilidade e DM.

O que é incerto é se a fragilidade leva a distúrbios da glicose ou se os distúrbios da glicose levam à fragilidade, e este enigma não faz parte desta revisão da literatura, uma vez que estamos a considerar os factos de que os doentes encontrados nos LTC são diabéticos idosos e frágeis e, por conseguinte, a necessidade de desenvolver um protocolo de gestão personalizado para proporcionar melhores resultados aos doentes.

Investigações recentes revelaram que a resistência à insulina pode prever a fragilidade incidente (Barzilay et al., 2007) e sabe-se que a diabetes conduz à perda de força do músculo esquelético, que é uma caraterística importante associada à fragilidade (Park et al., 2007). A fraqueza do músculo esquelético é identificada como uma caraterística importante da fragilidade, em que a disfunção dos músculos pode ser afetada tanto pela resistência à insulina como pela infiltração de tecido muscular gordo, pelo aumento dos níveis de adiponectina e pelo aumento dos níveis de citocinas (Roubenoff, 2000). Considera-se que as placas terminais motoras tendem a desempenhar um papel importante na manutenção da massa muscular e na coordenação da contração dos músculos. De acordo com Casellini & Vinik (2007), a diabetes está associada à neuropatia periférica e à diminuição das placas terminais motoras, o que leva à perda da função muscular. A diabetes está associada à elevação dos níveis de angiotensina II, o que pode facilitar ainda mais a ativação das caspases e a separação da actina da miosina, o que, por sua vez, está associado à rutura dos músculos. Além disso, a hipoxia muscular é outro fator importante associado à sarcopenia e, de acordo com Brevetti et al (2006), considera-se que os doentes com diabetes correm um risco elevado de diminuição do fluxo sanguíneo para os músculos das pernas, o que está associado à doença arterial periférica, resultando assim numa diminuição da capacidade de exercício e da força.

A associação que existe entre inflamação, Diabetes Mellitus e fragilidade pode estar relacionada com o declínio das funções das mitocôndrias, que está relacionado com a idade e pode levar à diminuição dos níveis de produção de energia, à diminuição da utilização de energia e ao aumento da produção de radicais livres de oxigénio (Figueiredo, Mota, Appell, & Duarte, 2008). O aumento dos mediadores inflamatórios daí resultante pode levar à intolerância à glucose no final da vida e ao desenvolvimento de diabetes em idosos frágeis. O aumento da expressão de marcadores inflamatórios e de coagulação na fragilidade pode afetar negativamente os efeitos microvasculares da diabetes (Cigolle, Langa, Kabeto, Tian, & Blaum, 2007). Esta acumulação ocorre devido a anomalias nas mitocôndrias, ao aumento da circulação de triglicéridos e à alteração do metabolismo da glicose, o que, por sua vez, reduz a força muscular. Verifica-se que os factores de stress precipitam os indivíduos fracos, colocando-os assim num estado de incapacidade. Os diabéticos tendem a desenvolver condições relacionadas com a fragilidade que são comparadas com as dos idosos frágeis; por conseguinte, é crucial que um tratamento adequado da DM e dos precursores da fragilidade possa reduzir os processos de envelhecimento. De um modo geral, os doentes diabéticos frágeis constituem um grupo importante que necessita de abordar diversas caraterísticas clínicas que estão para além do controlo da diabetes.

## 2.4. Conclusão

A diabetes é considerada uma doença mórbida e com elevados custos, que é comum na população idosa. Esta população é heterogénea e apresenta problemas específicos na gestão da doença. Além disso, é uma doença crítica a ser gerida pelos clínicos devido às suas caraterísticas, em que os desafios e barreiras estão associados à idade e aos adultos que vivem em instalações de cuidados prolongados. Por conseguinte, para compreender a doença, é necessário conhecer a população de doentes e obter informações sobre o funcionamento das instalações. Se os problemas forem cuidadosamente identificados, a conceção de abordagens individualizadas pode ser facilitada para melhorar o controlo da diabetes; além disso, os riscos de hipoglicemia são reduzidos, o que melhora a qualidade de vida. As decisões sobre a terapêutica para o controlo da diabetes devem ser tomadas tendo em conta os riscos de hipoglicemia e hiperglicemia e a presença de comorbilidades e síndromes geriátricas, bem como a esperança de vida. Além disso, é imperativo reconhecer e respeitar os direitos dos doentes a ter em conta as tradições baseadas na cultura e na religião ou a recusar o tratamento, o que inclui os cuidados com o corpo após a morte. As estratégias de gestão da diabetes podem incluir a simplificação dos regimes, a flexibilização dos objectivos glicémicos, a utilização de agentes hipoglicemiantes de baixo risco, a educação para o reconhecimento da hipoglicemia e a melhoria das estratégias de comunicação. Por conseguinte, é imperativo realizar debates sobre o apoio nutricional e o tempo, questões éticas, diretivas antecipadas, que envolvam o doente, os prestadores de cuidados e a família durante os processos de tomada de decisão. Assim, uma revisão da literatura dá-nos uma ideia clara sobre as tendências e melhorias actuais que têm de ser integradas na cultura da organização para atingir o objetivo final de melhorar a qualidade e os resultados dos doentes.

A este capítulo segue-se o capítulo sobre o projeto de desenvolvimento da organização e os modelos de implementação, que abordará em pormenor os vários modelos envolvidos e a implementação da mudança.

# Capítulo 3: Modelo e metodologia da mudança organizacional

## 3.1. Introdução

O modelo de mudança do programa de desenvolvimento organizacional é a parte essencial do processo de mudança que pode decifrar entre o sucesso e o fracasso do processo de mudança. Após uma análise exaustiva da literatura no capítulo anterior, o processo de mudança propriamente dito é explicado em pormenor no presente capítulo, que será discutido através da abordagem à mudança e dos diferentes modelos. Seguir-se-á o modelo de mudança adequado e a implementação efectiva, seguida de uma análise crítica e de um debate sobre as razões que levaram à escolha do modelo de mudança. Esta secção examina as diferentes abordagens à gestão da mudança, para além dos diferentes modelos de mudança. O autor optou pelo modelo de mudança HSE e cada fase é descrita em pormenor na literatura sobre a mudança.

### 3.1.1. Abordagens à mudança

A pesquisa bibliográfica mostra uma abundância de provas de modelos de mudança que têm as suas próprias vantagens e desvantagens, mas o autor deseja adotar uma posição estratégica, escolhendo o que é melhor para o contexto e a organização em que a mudança é implementada. As duas abordagens dominantes para o modelo de mudança são a mudança planeada e a emergente (Burnes, 2004). Lewin foi um dos primeiros proponentes da mudança planeada com o "Modelo de Três Passos" de descongelamento, mudança e recongelamento (Lewin, 1951) e outros, como Bamford e Forrester (Bamford & Forrester, 2003), desenvolveram o conceito até ao seu estado atual. O processo de mudança é dinâmico e envolve várias fases importantes que têm de ser navegadas de forma estruturada para se obterem os melhores resultados. Kotter adoptou um modelo semelhante, mas mais elaborado, com oito fases que devem ser seguidas sequencialmente para evitar o fracasso e a resistência no processo de mudança (Kotter, 1998). A crítica mais importante levantada contra a mudança planeada é o pressuposto de que as organizações se encontram num estado estável e que, por isso, qualquer mudança pode ser conseguida com facilidade, desde que exista um plano adequado. Isto está muito longe da realidade, especialmente nas organizações de cuidados de saúde, que são os ambientes mais dinâmicos, onde a mudança pode ser muito difícil de implementar se for seguido um regime rigoroso sem olhar para as mudanças que resultam das mudanças (Appelbaum, Habashy, Malo, & Shafiq, 2012). Uma segunda crítica é o facto de não poder ser aplicado a mudanças rápidas em grande escala que, como já foi referido, têm a dificuldade de lidar com o ambiente em constante mudança no processo de prestação de cuidados de saúde. O pressuposto adicional de que a análise e o envolvimento das partes interessadas é fácil tem de ser rectificado, uma vez que a maioria das partes interessadas tem as suas próprias opiniões e as suas concepções e conflitos não podem ser facilmente controlados (Oreg & Sverdlik, 2011).

Em comparação com a mudança planeada, a mudança emergente ganhou ímpeto desde a década de 1980, uma vez que considera o motor da mudança de baixo para cima, em vez da abordagem de cima para baixo, que envolve o pessoal da linha da frente no processo de mudança real (Fraser, Dougill, Mabee, Reed, & McAlpine, 2006). Isto proporciona uma oportunidade para mudanças contínuas e abertas, que colocam a tónica na facilitação por parte da gestão, em vez do controlo autocrático envolvido na mudança planeada de cima para baixo (Bamford & Forrester, 2003). O paradigma mais importante sobre a mudança emergente é a antecipação de que a configuração dos cuidados de saúde é altamente imprevisível e, por vezes, testada em resposta à mudança e, por conseguinte, a necessidade de um foco ativo na resposta à mudança que pode ter efeitos devastadores no plano de mudança (Mitchell, 2013). Assim, uma mudança não pode ser considerada nem completamente planeada nem emergente, mas uma combinação de ambas para obter os melhores resultados (Senior & Swailes, 2010). A lógica subjacente ao modelo combinado é a constatação do facto de que, apesar do planeamento proactivo, nem todos os problemas decorrentes do plano podem ser previstos e, por conseguinte, a necessidade de improvisações à medida que são encontrados novos problemas. Seguiu-se o modelo de contingência (Dunphy & Stace, 1993), que tentou incorporar o modelo emergente quando foram encontrados problemas na mudança planeada. Este modelo tem um pormenor estruturado para a escolha de estratégias de acordo com a situação, com destaque para a escala da mudança e o estilo de liderança envolvido. Além disso, a mudança eficaz deve estar sempre alinhada com a cultura da organização, e essa cultura tem uma influência poderosa em qualquer projeto de mudança, e qualquer tentativa de mudar a cultura é difícil (Brasil, Wakefield, Cloutier, Tennen, & Hall, 2010).

Senior e Swailes (2010), é um modelo baseado na investigação-ação que reconhece a natureza cíclica da mudança, a importância de identificar as caraterísticas de base, o significado do agente de mudança e o processo dinâmico de mudança constante que é recíproco à própria mudança. Este modelo é um modelo combinado que pode ser de grande importância quando uma nova abordagem é incorporada num sistema já existente. Este modelo serve o objetivo das organizações de cuidados de saúde em que os serviços em curso não podem ser comprometidos em prol do processo de mudança.

O modelo de mudança do HSE é um modelo de cuidados de saúde, baseado na literatura publicada sobre gestão da mudança e melhores práticas, incluindo o modelo de mudança do NHS, que é muito inglês na sua abordagem. Este modelo também compreende que a mudança é cíclica, identifica a importância da liderança e a necessidade de participação e envolvimento da equipa no processo de mudança. É um documento dinâmico que pode ser avaliado regularmente com os seus ciclos de feedback, que podem fornecer um feedback abrangente que pode ser utilizado para planear e alterar o processo de acordo com as necessidades que vão surgindo. É valioso para os planeadores, uma vez que permite uma avaliação a curto prazo, ao contrário de outros modelos que só podem definir os resultados a longo prazo. Além disso, reconhece as dificuldades envolvidas na mudança e dá tempo para as diferenças processuais, estruturais e culturais, de acordo com as necessidades de cada organização.

## 3.2. Modelo de mudança HSE

Figura 1: Modelo de mudança do Health Service Executive (HSE) (2008)

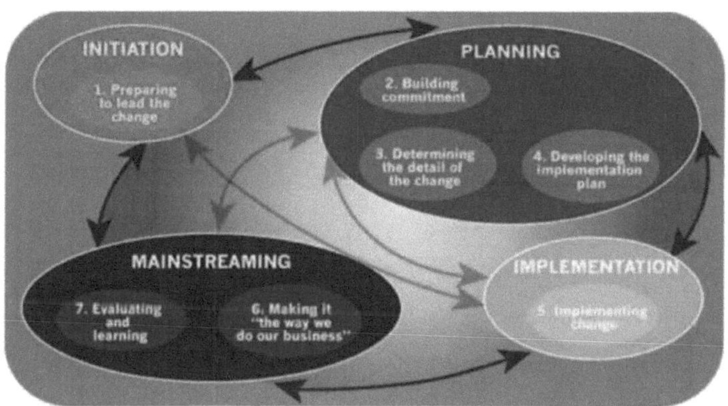


Os cuidados de saúde são uma organização complexa em constante evolução, sob a influência divergente de factores internos e externos (HSE, 2008). Embora algumas mudanças diferentes

Embora tenham sido considerados modelos de mudança para este projeto, o autor optou pelo modelo HSE, uma vez que parecia ser o modelo perfeito, dada a natureza do projeto. Este modelo de mudança é um conglomerado dos pontos fortes dos outros modelos, incluindo a avaliação constante da situação atual e o envolvimento ativo das partes interessadas, a análise prospetiva e retrospetiva constante, a consciência cultural e a flexibilidade. O escritor gostaria de confessar que o papel de agente de mudança é difícil, especialmente durante a transição entre fases, que se revelou incómoda, uma vez que exigia a conclusão da fase anterior antes de avançar. As várias etapas envolvidas no processo de mudança foram:

### 3.2.1 Início

A fase de iniciação do modelo de mudança é o aspeto fundamental que estabelece as bases de qualquer processo de mudança. A necessidade de mudança é o gatilho de qualquer PDO, que pode ser uma crise ou uma posição estratégica, como é o caso do autor. O autor e a sua organização dispõem de recursos, mas a necessidade de aperfeiçoar o sistema é o motor da mudança neste projeto de mudança. A proactividade de antecipar uma crise ou a necessidade de um processo melhor é a razão pela qual o autor optou por esta mudança. O facto de que sem mudança, qualquer organização acabará por falhar (Kash, Spaulding, Johnson, & Gamm, 2014) e esta mudança permite o crescimento, desenvolvimento e adaptação organizacional de acordo com as necessidades ambientais. Qualquer mudança organizacional bem-sucedida começa com o planeamento e a aprendizagem com os envolvidos na implementação bem-sucedida da mudança ou com aqueles que estudam o processo. Outra chave para uma mudança bem sucedida é um líder de apoio transformacional (Gilmartin & D'Aunno, 2007) que identifica proactivamente a necessidade de mudança. Um líder autêntico tem como alvo os principais intervenientes e impulsionadores, bem como a identificação dos resistentes durante a fase inicial, avaliando a situação atual e a dinâmica de poder dentro da organização (Avolio & Gardner, 2005). É importante que o líder tenha consciência de si próprio e aceite publicamente a resistência, e que as acções do agente de mudança sejam cuidadosamente definidas para evitar a ocorrência de resistência (Ford, Ford, & D'Amelio, 2008). A resistência, segundo alguns, é um recurso para a mudança, o que só pode ser conseguido analisando a verdadeira razão da resistência.

O agente de mudança deve definir proactivamente o impacto da mudança e facilitar o desenvolvimento de metas, objectivos e medidas de resultados, assegurando simultaneamente os recursos necessários. Este pode ser o único fator que decide a diferença entre o sucesso e o fracasso de qualquer processo de mudança. A iniciação foi efectuada quando a liderança optou por nomear o autor como o impulsionador da mudança nos serviços de cuidados de saúde ao domicílio. A iniciação deu uma perspetiva do tipo de modelo de liderança que o autor queria implementar no processo de mudança e que poderia maximizar os resultados (Papworth, Milne, & Boak, 2009). O autor tinha conhecimento suficiente da posição estratégica da liderança, que pretendia uma mudança a partir do interior e estava sob a direção de um dos seus. A necessidade de novos contributos e de uma compreensão profunda das falhas do sistema na perspetiva de um médico nativo, com o apoio de práticas baseadas na evidência, era um desafio que a organização estava pronta a aceitar. A mudança foi também impulsionada por factores externos, incluindo o panorama político, o que acontece frequentemente nas organizações do sector público (Gill, 2011). Desempenhar o papel pouco conhecido de agente de mudança teve de ser planeado cuidadosamente, uma vez que o autor teve de obter consenso entre as partes interessadas de uma forma diplomática para não perturbar a dinâmica atual da equipa. O autor teve de estimular a equipa, desafiar as suas ideias e comunicar a sua visão do futuro e do próprio processo de mudança.

Fleming e Spicer (Fleming & Spicer, 2008) discutiram o impacto do poder na mudança organizacional e o seu impacto distinto sem o qual as organizações não poderiam funcionar. O poder, em qualquer organização, tem sido descrito como tendo quatro faces: coerção, manipulação, dominação e sujeição. O poder pode ser testemunhado em diferentes situações com implicações negativas, mas é uma caraterística essencial na facilitação da mudança que também ocorre em vários locais. O poder tem frequentemente conotações negativas, mas é necessário para facilitar a mudança (Turner, 2005). A peculiaridade do efeito do poder foi utilizada eficazmente para produzir mudanças de comportamento desejáveis no contexto deste projeto. O autor utilizou algumas ferramentas quando se preparou para liderar o projeto de mudança. Foi necessária uma análise SWOT inicial para avaliar os pontos fortes, os pontos fracos, as oportunidades e as ameaças no momento atual, o que ajudou a determinar os pormenores da mudança e a identificar os pontos de alavancagem.

| Strength | Weaknesses |
|---|---|
| ◊ High number of quality human resources<br>◊ Sufficient equipment and facilities in place<br>◊ Adequate supply of trainer resources<br>◊ Joint Sponsorship | ◊ Lack of knowledge regarding Sepsis and its impact on patients<br>◊ Infection Control team led process intervention currently in place<br>◊ Delays in initiating Bundle components<br>◊ Diverse Patient groups |
| **Opportunities** | **Threats** |
| ◊ Improve HCW skills and competencies<br>◊ Compliance with standards and guidelines<br>◊ Enhance quality of elderly patient care<br>◊ Reduce levels of Sepsis<br>◊ Promote Collaboration | ◊ Lack of compliance with protocols<br>◊ Lack of understanding of intervention protocol<br>◊ Failure to implement intervention procedure<br>◊ No reduction in level of Sepsis rates in elderly patients<br>◊ Unclear leadership and governance<br>◊ Too many Experts |

Figura 2: Modelo de mudança do Health Service Executive (HSE) (2008)

Além disso, ajuda a explorar os pontos fortes e as oportunidades que a equipa enfrenta, reconhecendo simultaneamente as fraquezas e as ameaças que enfrenta. Este aspeto colocou o autor numa posição de força estratégica para equilibrar o valor da mudança, reduzindo os pontos fracos e tirando o máximo partido dos pontos fortes. Os pontos fortes do projeto de mudança foram o apoio da liderança e da equipa de cuidados de saúde ao domicílio pela cultura da organização, que era uma cultura de cuidados compassivos. A sensibilização crítica de alguns elementos da equipa clínica sénior para a necessidade de cuidados personalizados para os diabéticos nos HHC, em vez de um protocolo rigoroso adotado a partir das melhores práticas

noutros locais que não tinham em conta as diferenças geográficas, financeiras e culturais. As oportunidades incluíam o estabelecimento do protocolo como parte das diretrizes nacionais da diabetes para o estado do Qatar e ajudar a estabelecer um protocolo individualizado que tem em consideração os aspectos dos cuidados do doente em vez de uma normalização cega.

Uma avaliação ambiental dos factores de mudança envolveu uma análise PESTLE, informada pela análise do campo de forças para fundamentar o plano estratégico. Este processo é essencial para a identificação das principais partes interessadas, dos impulsionadores e dos resistentes antes de se considerar a mudança e para o mapeamento das potenciais vias e regras de envolvimento antes de se envolver formal e informalmente com os diferentes grupos (Aime, Humphrey, DeRue, & Paul, 2014). O autor desconhecia a cultura e o cenário político do HHC, que eram bastante diferentes da sua organização-mãe. O autor encontrava-se em território desconhecido no que se refere às relações entre as equipas, à dinâmica da hierarquia cultural e aos recursos à sua disposição e teve de passar por um período de aclimatação adequado antes de entrar em ação. O facto de o autor ser um médico bem familiarizado com os aspectos culturais dos cuidados de saúde, sendo desconhecido da equipa, trabalhou a favor do autor, uma vez que os seguidores não tiveram grande oportunidade de decifrar o seu verdadeiro estilo de liderança e, por conseguinte, a clarificação da visão e a sua promoção através de uma comunicação clara e regular foram eficazes (Papworth et al., 2009). É um facto documentado que o aumento e a melhoria do envolvimento entre médicos e enfermeiros tem demonstrado melhorar a segurança dos doentes (Leiter & Laschinger, 2006). A melhor forma de fazer com que uma equipa de reflexão aceite a mudança é fornecer-lhes métricas essenciais sobre as melhores práticas que aumentam o envolvimento emocional e intelectual (Dixon-Woods et al., 2013). O facto de os protocolos de HbA1c para idosos terem de ser personalizados deve-se ao facto de o HHC ser um departamento mais orientado para o prognóstico, que dá mais ênfase à qualidade de vida do que à quantidade de vida. O HHC é um departamento onde o tempo é abundante, e os programas de mudança contínua provocaram um cansaço de mudança no departamento. O projeto em si estava alinhado com os planos de desenvolvimento da organização e o pessoal foi capaz de reconhecer os antecedentes da mudança com uma concentração inabalável.

### 3.2.2 Planeamento

O fator mais importante envolvido na fase de planeamento do modelo HSE foi a identificação das partes interessadas, seguida do seu envolvimento na visualização de uma visão comum para o processo de mudança. A comunicação constante com as partes interessadas proporciona uma ampla oportunidade para delinear os pormenores do processo de mudança, o que pode facilitar a adesão das partes interessadas e a obtenção de apoio para a mudança. O agente de mudança teve de usar os seus poderes de persuasão na adesão das partes interessadas, uma vez que a definição de prioridades tinha de ser feita de acordo com a influência que cada parte interessada tinha no processo de mudança, o que por vezes foi um desafio. O facto de toda a equipa ser uma entidade estranha ao autor conferiu complexidade ao processo, e a utilização de uma comunicação adequada foi identificada como a etapa mais importante do processo. O poder era uma ferramenta que tinha de ser utilizada com a máxima discrição para cultivar um ambiente recetivo à mudança que estava de acordo com a cultura do departamento (Goffey & Jones, 2005). O agente de mudança apresentou o projeto de mudança à equipa numa das reuniões mensais sobre qualidade, utilizando uma apresentação em PowerPoint. O projeto incluía um questionário anónimo que avaliava a sensibilização do pessoal para os protocolos relativos aos diabéticos no HHC e uma avaliação de base de factores como a HbA1c, a utilização de insulina numa escala móvel e a correlação entre a proteinúria e o controlo dos diabéticos. A equipa de qualidade nativa recolhe regularmente dados para avaliar a qualidade dos serviços que presta, pelo que o autor já dispunha da linha de base para todos os indicadores actuais. O esquema do processo de mudança foi discutido e explicado durante a apresentação e relacionado com os resultados actuais da base de dados e das melhores práticas. A apresentação foi seguida, uma semana mais tarde, por um pequeno grupo de discussão constituído por consultores, pessoal de enfermagem e pessoal da área da qualidade, a fim de identificar quaisquer áreas de preocupação como precedente para o envolvimento na mudança. O processo de envolvimento começou com o contacto por correio eletrónico com todos os membros da equipa envolvidos, juntamente com o responsável clínico do departamento. Era importante estabelecer contacto com as principais partes interessadas que eram também especialistas nesta área, que tinham liderado a mudança a nível local e que constituíam uma fonte rica de conhecimentos e orientações a este nível. A equipa reconheceu a importância e o valor do projeto, que está em conformidade com a visão nacional para a saúde e forneceu contributos inestimáveis para o planeamento estratégico e a avaliação comparativa.

### 3.2.3. Criar um compromisso

A mudança previa a criação de um sistema adequado que se baseava na prestação de cuidados seguros e eficazes num serviço gerido pelo risco. Não havia grandes aspectos financeiros envolvidos, o que implicava uma colocação estratégica numa posição de crescimento e expansão. As ligações e redes eficazes foram identificadas como factores que influenciam o êxito da mudança e como meio de obter a adesão de todos os níveis das partes interessadas (Harlos, Tetroe, Graham, Bird, & Robinson, 2012). Foi criada uma visão partilhada da mudança, com o objetivo de compreender o nível e o tipo de resistência ao projeto através de um processo de consulta e comunicação. O plano de comunicação incluía a abordagem para obter o feedback das partes interessadas, uma descrição adequada do significado das mudanças e o valor real da mudança. Foi criado um comité interno de partes interessadas com reuniões bimensais para planear e implementar a mudança, enquanto o agente de mudança estava em contacto direto com os gestores clínicos e operacionais do processo de mudança (0vretveit & Gustafson, 2002). Em todas as fases do planeamento, a visão e os factores de mudança foram revistos e esclarecidos às partes interessadas (Bryson, 2004). Os pontos de alavancagem para a mudança foram identificados precocemente durante a análise estratégica e foram aplicados seletivamente para enfatizar a adequação organizacional e as necessidades das partes interessadas (Harlos et al., 2012). A abordagem de liderança adoptada baseou-se no modelo de liderança transformacional (Gilmartin & D'Aunno, 2007), com recurso ocasional à liderança situacional quando necessário. As motivações clínicas, de gestão do risco e de boas práticas foram aceites, bem como o apoio à mudança, tal como informado pela gestão de topo. No que respeita à definição dos potenciais benefícios para o serviço e à recolha de dados para efeitos de informação sobre a qualidade e a gestão, houve acordo. O pessoal de primeira linha teve um problema inicial, pois teve de lidar com a situação atual, tendo em conta a visão e a abordagem da direção. A compreensão realista dos recursos disponíveis e as reservas quanto ao âmbito do projeto constituíram a resistência enfrentada pelo grupo de médicos. A direção de enfermagem apoiou inteiramente a visão e a abordagem e foi fundamental para decifrar a urgência da mudança, estando ansiosa por avançar com o planeamento e a implementação (West & Bogers, 2014).

Toda a conceção do trabalho de equipa consolidado assegurou que a mudança no sistema era um ajuste personalizado que evitava um impacto excessivo nos recursos e minimizava as consequências não intencionais (Dixon-Woods et al., 2013). O envolvimento dos médicos no serviço foi um passo inovador, uma vez que a equipa médica aceitou e apoiou o projeto de todo o coração, o que, por si só, constituiu um importante motor (Ovretveit, 1998). A garantia de que era atribuído tempo para as funções de supervisão clínica e de que as medidas de resultados eram equivalentes às marcas de referência ajudou a sustentar o apoio inicial. A natureza e o âmbito do projeto de mudança foram comunicados e transferidos ao longo de um período de dois meses através de reuniões clínicas regulares e, à medida que a conceção avançava, o seu papel e envolvimento foram explorados em colaboração.

#### *3.2.3.1 Determinar o pormenor da alteração*

Um planeamento rigoroso e imaculado desde o início tem sido considerado um indicador de mudanças bem sucedidas (0vretveit & Gustafson, 2002). Os objectivos específicos e os resultados desejados foram determinados através da revisão das evidências que apoiam as melhores práticas nos cuidados aos diabéticos idosos, e o plano do projeto resultante é detalhado. Para implementar o projeto a tempo, foi desenvolvido um diagrama de Gantt, cujo objetivo era monitorizar o progresso em relação aos objectivos estabelecidos de uma forma interactiva e dinâmica, uma vez que consistia num enfoque estratégico e criava oportunidades de reflexão e adaptação da estratégia. Foi incluída no plano uma revisão semestral e foi efectuada uma avaliação dos riscos do projeto de mudança, tal como recomendado pelo PRINCE2, o que permitiu a identificação e a gestão proactiva dos riscos. Das muitas abordagens ao planeamento dos pormenores, foi dada importância aos três processos seguintes: comunicação (Harlos et al., 2012), conceção colaborativa (Ovretveit, 1998) e valorização da resistência (Ford et al., 2008). A ferramenta final tinha de ser clinicamente aceitável, operacionalmente viável e eficiente em termos de custos. Foram definidos protocolos de gestão para os casos urgentes ou de alto risco, combinando o escalonamento, por parte do enfermeiro, dos casos de rastreio de alto risco para a atenção do médico, com base em critérios estabelecidos, com um médico de prevenção. As principais preocupações que surgiram foram a definição da responsabilidade pelos cuidados prestados aos doentes e a garantia de tempo protegido. As mudanças resultantes melhoraram a eficiência e a clareza, apoiando a abordagem de valorização da resistência (Ford et al., 2008) e o desenvolvimento do seguimento responsável (Cabana et al., 1999). No que respeita à auditoria do processo de enfermagem, o agente de mudança efectuou uma auditoria-piloto para validar as ferramentas e os resultados foram comunicados em workshops subsequentes. Este facto permitiu que os modelos fossem aperfeiçoados. Identificou também grandes problemas no acesso aos dados necessários, uma vez que só existia o sistema de arquivo mais básico. A direção de enfermagem demonstrou um grande interesse em assumir a responsabilidade pela auditoria, tal como apoiado pelas orientações da HSE (HSE, 2008). Foi acordado que a auditoria de enfermagem e os seus resultados seriam apresentados trimestralmente. Melhorar a gestão dos registos médicos passou a ser uma prioridade, uma vez que o pessoal administrativo a assumiu como uma das acções corretivas, com a intenção de que a manutenção regular a tornasse sustentável.

Foram organizados dois workshops para divulgar o novo plano e a ferramenta de diagnóstico à equipa de enfermagem. A resposta foi largamente positiva, com alguma relutância em relação ao modelo de mudança, que foi esclarecida pelo autor, que conseguiu incutir a necessidade de mudança para a melhoria do serviço. Os potenciais desafios com o novo sistema foram reconhecidos para manter a credibilidade do processo de mudança (Ford et al., 2008), e foi assegurado o acordo para testar os novos processos. Realizaram-se reuniões regulares com as partes interessadas para fazer avançar o planeamento, e a implementação, tal como recomendado por Ovretveit et al. (0vretveit & Gustafson, 2002), foi um pré-requisito essencial para o êxito dos projectos. Durante os primeiros três meses, registaram-se bons progressos e a comunicação com os prestadores de cuidados de enfermagem foi mantida através do agente de mudança.

### 3.2.4 Implementação

Entre novembro de 2016 e março de 2017, os componentes da mudança foram implementados conforme planeado e foi efectuada uma revisão constante do plano através das reuniões da equipa clínica e de workshops dedicados como parte do plano de comunicação, garantindo que a mudança era evidente e compreendida, e ajudou a criar e a manter a dinâmica do projeto, conforme descrito no modelo HSE (HSE, 2008). Registaram-se progressos rápidos no desenvolvimento dos processos clínicos e foram introduzidas alterações substanciais no serviço na fase inicial. Este progresso foi facilitado pela liderança distribuída no seio da gestão de enfermagem, tal como salientado por (Goodwin et al., 2012) e pela abordagem de planeamento colaborativo que minimizou as consequências não intencionais, tal como descrito por Ovretveit (Ovretveit, 1998), combinada com o alinhamento cultural das mudanças (Harlos et al., 2012). As auditorias iniciais foram concluídas a tempo, mas uma gestão ineficaz dos registos médicos tornou a auditoria muito intensiva em termos de recursos e não foi sustentável dessa forma. Não havia um processo escrito delineado, os registos médicos não eram arquivados regularmente, o que impossibilitava a auditoria, e a divulgação de informações era inadequada. Estas questões sublinharam a importância de uma implementação clínica-operacional conjunta (Ovretveit & Gustafson, 2002), mas também a importância crítica de recursos adequados (Baelani et al., 2012). O agente de mudança fez um levantamento do serviço no que respeita ao fluxo de informação, às tarefas e às responsabilidades, tendo a propriedade e a responsabilização sido atribuídas ao pessoal envolvido, com espaço para delegação nos casos necessários.

Esta fase envolve o apoio ao pessoal durante a iniciativa de mudança, a avaliação do impacto da mudança e o pedido de feedback às partes interessadas, bem como a identificação de dificuldades e a adoção de medidas para resolver eventuais problemas. O acompanhamento do processo permite identificar precocemente os obstáculos e oferece oportunidades para criar uma dinâmica, ao mesmo tempo que se abordam as questões identificadas por outros. Nesta fase, é fundamental manter a dinâmica, o entusiasmo e o empenhamento para continuar a impulsionar o processo de mudança.

Todo o processo de implementação foi discutido em pormenor no planeamento do modelo de HSE acima mencionado. Além disso, todo o processo de implementação é novamente discutido em pormenor na secção de avaliação, onde os resultados e as metodologias utilizadas na análise dos resultados obtidos são discutidos juntamente com a avaliação.

### 3.2.5 Integração

A integração do processo foi um desafio, uma vez que o processo de mudança tinha levado o serviço a um ponto em que o processo era visto como lógico e inevitável. Consequentemente, houve um empenhamento imediato e uma resistência mínima, pelo que as medidas foram implementadas de imediato. A capacidade de adaptação à implementação em resposta a mudanças contextuais é identificada como vital para construir a sustentabilidade (Weaver, Rosen, Salas, Baum, & King, 2010). Outro resultado favorável foi o facto de o serviço beneficiar agora de uma abordagem estruturada baseada em dados para a gestão da qualidade, o planeamento e o desenvolvimento, o que criou pressão para produzir dados fiáveis para informar os indicadores-chave de desempenho (KPI). O planeamento cuidadoso e a conceção colaborativa, juntamente com a revisão contínua e a comunicação com as partes interessadas, significaram que as consequências indesejadas foram identificadas e tratadas precocemente. As alterações foram consideradas positivas e bem aceites a nível da prestação de serviços. A avaliação contínua do processo permite a aprendizagem e, ao mesmo tempo, facilita a revisão das estruturas e o reforço das novas responsabilidades. Era impossível para o autor continuar a assumir a responsabilidade exclusiva por esta mudança indefinidamente.

## 3.3 Conclusão

A abordagem de gestão da mudança permitiu uma adaptação dinâmica à mudança e às questões emergentes com ela relacionadas. As evidências reconhecidas pela revisão da literatura forneceram orientações valiosas e foram, na sua maioria, confirmadas pela experiência na prática. As questões relacionadas com a manutenção da sustentabilidade foram resolvidas e, embora não estivessem asseguradas, a perspetiva de sustentabilidade era positiva. O modelo de mudança da HSE salienta a vitalidade da avaliação estruturada dos projectos de mudança e o próximo capítulo descreve em pormenor a avaliação do projeto e apresenta os resultados.

# Capítulo 4: Avaliação

## 4.1 Identificação das partes interessadas

O primeiro passo na aplicação da avaliação é determinar as partes interessadas relevantes, tais como os investidores da avaliação, os planeadores e implementadores do programa, os decisores, os peritos, os participantes e os destinatários/utilizadores finais. Pode documentar a informação sobre os seus intervenientes na Folha de Trabalho da Lista de Intervenientes (Figura 3)

E a Ficha de Trabalho de Identificação e Envolvimento dos Intervenientes pode ajudá-lo a reunir as pessoas certas. Enquanto grupo, os intervenientes ajudarão a identificar os objectivos da avaliação que são relevantes, aplicáveis e que irão provocar mudanças positivas. Uma vez identificados, pode envolvê-los em discussões sobre os seus objectivos de avaliação e trabalhar em colaboração com eles para garantir a seleção adequada de metodologias e medidas que satisfaçam os seus objectivos de avaliação específicos. (Figura 4)

Figura 3: Ficha de trabalho de identificação e envolvimento das partes interessadas

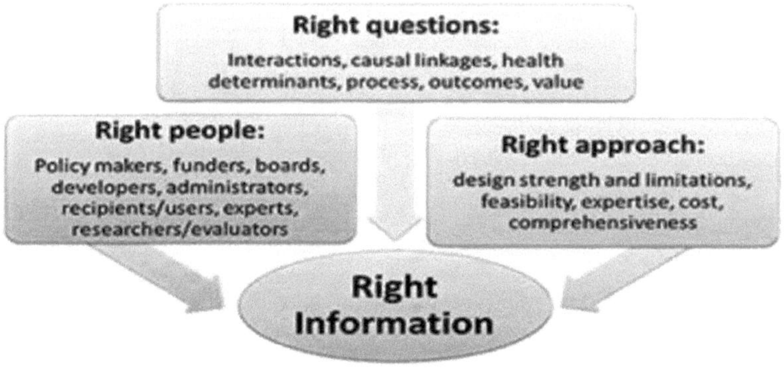

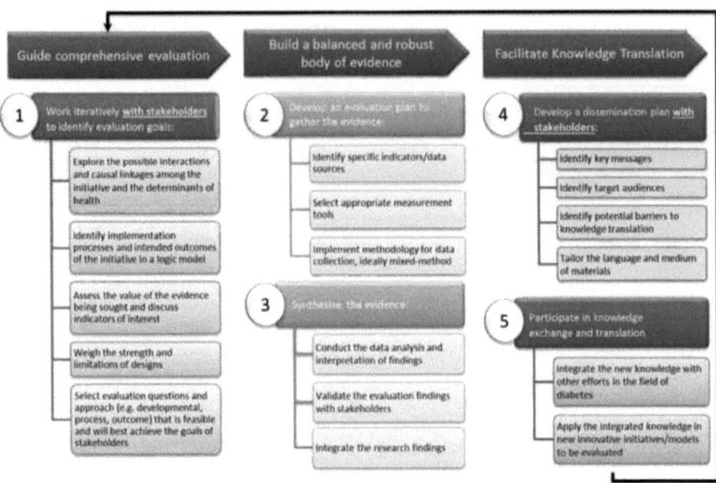


Figura 4: Objectivos da avaliação

**Objetivo de melhoria**

Para um programa de gestão da glicose em regime de internamento, o objetivo principal seria a intervenção de QI, que consiste no processo de aperfeiçoamento dos cuidados e dos resultados - neste contexto, os resultados económicos, clínicos e glicémicos intermédios com outros resultados -, que se encontram representados na Figura 1.

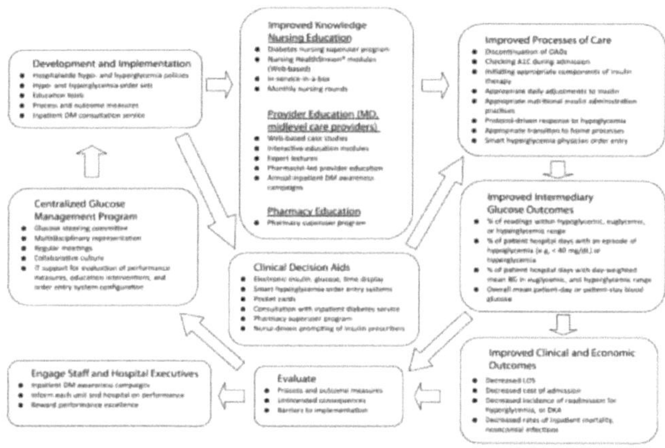


Figura 5: Objectivos da avaliação

**Seguem-se os principais processos do prestador de cuidados de saúde**:

- O tipo de diabetes do doente é registado
- Os medicamentos para baixar a glicose dos doentes em ambulatório são revistos
- A hemoglobina glicosilada (A1C) na admissão é pedida em caso de indisponibilidade de um resultado recente
- É pedida uma frequência adequada de monitorização da glucose e o início e titulação dos componentes da terapêutica diária com insulina sub Q
- Os agentes antidiabéticos orais na presença de contra-indicações ou de um controlo deficiente da glicose são descontinuados
- Os doentes foram obrigados a transitar de forma adequada da insulina intravenosa para a utilização de insulina subcutânea
- Os doentes são transferidos para processos que se baseiam no domicílio

**Os principais processos de cuidados de enfermagem incluem o seguinte:**

- A eficácia e a natureza dos tratamentos da hipoglicemia e a adequação da monitorização da glicose no seguimento
- Notificação de hipoglicemia persistente para os prestadores de serviços
- Atualidade da administração de insulina basal programada
- A administração adequada ou a retenção da cobertura nutricional de insulina
- Verificar se as doses de insulina nutricional, basal e correcional administradas reflectem corretamente as ordens
- Atualidade da monitorização da glucose no sangue
- Fornecimento de educação para a auto-gestão da diabetes aos doentes

Resultados intermédios para a glicose - esforços orientados para a melhoria dos processos de cuidados que podem resultar num melhor controlo da glicose (Goldberg, 2009). No ano de 2009, Goldberg e colegas estabeleceram um conjunto de medidas de desempenho formal para a avaliação do controlo da glicose, que são vulgarmente conhecidas como "glucómetros", para facilitar a avaliação longitudinal e transversal do controlo da glicose nos doentes internados em hospitais e unidades médicas individuais. Verifica-se que os glucómetros validados e normalizados para doentes internados desempenham um papel fundamental na avaliação dos esforços de QI, uma vez que as alterações do processo de cuidados visam melhorar os resultados da glicose ao nível do doente e dos intermediários.

Tanto na literatura sobre cuidados não críticos como na literatura sobre cuidados críticos, as medidas de glicose repetidas são traduzidas convencionalmente em valores medianos ou médios de glicose no sangue, ou estão associadas às taxas de eventos glicémicos adversos dentro de categorias específicas de glicose. No entanto, o panorama das métricas da glucose utilizadas na literatura associada aos cuidados intensivos, tal como se mostra no Quadro 3 (à direita), é mais extenso do que o da literatura relativa aos cuidados não intensivos. Embora muitas métricas de UCI tenham revelado o seu valor para a previsão de resultados clínicos a curto prazo, não é certo que o seu valor preditivo relativo seja superior ao das métricas mais tradicionais.

Melhoria dos resultados (clínicos, económicos e outros)

Para o estabelecimento de uma iniciativa de controlo da glicose em doentes internados, existem dados prospectivos aleatórios relacionados com uma melhor apresentação dos resultados da glicose e com melhores resultados económicos e clínicos em diversos doentes críticos tratados com protocolos intensivos de insulina intravenosa. Considera-se que o estabelecimento da causalidade é uma tarefa difícil, no entanto, os resultados candidatos incluem ainda a duração da estadia, o custo da admissão, as taxas de readmissão por cetoacidose diabética ou hiperglicemia, a taxa de infeção nosocomial e a mortalidade hospitalar (Figura 1).

Outras medidas de resultados que poderiam ser examinadas incluem a compreensão das mudanças e a satisfação dos prestadores de serviços com as práticas recomendadas e os desafios de cumprimento percebidos.

Após a implementação dos esforços de QI, são adquiridos os dados relativos aos resultados e aos processos; a informação deve ser compilada de forma sistemática e analisada através do estabelecimento de metodologias de QI que incluam a utilização de gráficos de controlo dos processos. A oportunidade, a viabilidade, o pormenor e a qualidade da abstração de dados sobre o desempenho estão associados à natureza da tecnologia do sistema de informação sobre saúde e ao apoio analítico disponíveis numa determinada instituição.

## 4.2 Avaliação preliminar

No HHCS, os processos de avaliação das métricas são, até à data, um pouco lentos por razões de desenvolvimento. O mandato inicial do GCS limita-se ao desenvolvimento de uma política de gestão da glicose que seja sábia e uniforme em todo o hospital, sem que sejam disponibilizados recursos para o desenvolvimento ou avaliação de métricas. No ano de 2016, após a fase de implementação do conjunto completo de políticas institucionais em matéria de glicose e dos programas de capacitação, o GSC alargou ainda mais o seu enfoque à avaliação e ao desenvolvimento de métricas. Com recursos limitados, foram necessários mais três meses (aproximadamente) para realizar uma revisão da literatura de forma robusta para extrair métricas adequadas para realizar e acompanhar a abstração eletrónica e manual dos dados do processo de cuidados, da glicose e da prescrição de insulina. O processo de análise dos dados foi dificultado pela necessidade de desenvolver internamente programas estatísticos para a tradução dos dados brutos de glicemia em relatórios glucométricos de especialidade e mensais da unidade. Para além destas restrições, está concluída a avaliação preliminar das alterações sequenciais das taxas de ocorrência de hipo e hiperglicemia e das práticas de prescrição de insulina antes e depois de cada uma das intervenções a nível hospitalar. Para a melhoria baseada em desafios futuros, pretendemos avaliar o impacto das intervenções sequenciais associadas à gestão da glicose no hospital sobre a glucometria a nível hospitalar para concluir as intervenções eficazes e as que não o são. Geração e análise de O conjunto de dados que geramos é aprovado pelo HHC.

Figura 6: Percentagem de cumprimento da lista de controlo por parte dos doentes com diabetes mellitus no HHCS 2016-17

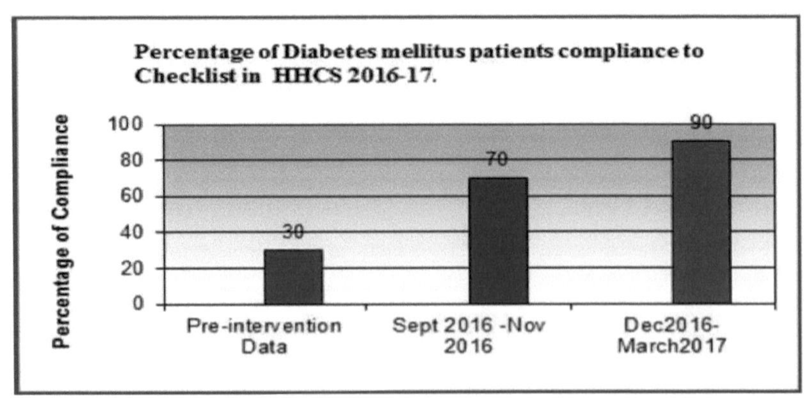

**Revisão Institucional**

Conselho de Administração da HHCS.

Métodos - É realizado um relatório de projeto na HHCS, Qatar.

A partir da base de dados Cerner, são extraídos dados que incluem as medições aleatórias da glucose e um subconjunto de dados do registo médico, que inclui:

Décima Revisão (CID-10), Classificação Internacional de Doenças e Resultados Glucométricos. Avaliámos ainda a frequência da hiperglicemia através de

a determinação da percentagem de doentes-dia com pelo menos um evento de hiperglicemia maior ou igual a 250 mg/dl em cada admissão, correspondentemente.

Resumo da análise - A alteração dos parâmetros glucométricos ao longo de cada período de intervenção discreto é observada na Figura 2, em que três subgrupos de doentes são estudados segundo o seu estado de diabetes/hiperglicemia, apenas diabetes, apenas hiperglicemia e hiperglicemia ou diabetes. Este método permitiu-nos ainda estabelecer uma correlação entre as medidas da glicemia média diária, que é avaliada em cada admissão, e ter em conta potenciais correlações sempre que o mesmo doente é admitido.

## 4.3 Avaliação de cada um dos objectivos:

1. Aumentar a percentagem de doentes idosos monitorizados para complicações diabéticas nos Cuidados de Saúde Domiciliários, em conformidade com as orientações da Associação Americana de Diabetes (ADA) baseadas em evidências, de 30% para 80%, de outubro de 2016 a março de 2017

Os vários objectivos que são reconhecidos em primeiro lugar pelo autor devem ser avaliados por quadros específicos que tiveram os seus fundamentos no plano de desenvolvimento da organização. O aumento do número de doentes reconhecido pelas diretrizes foi realizado através da capacitação do pessoal envolvido nos cuidados de longa duração e, em seguida, avaliado pela formação para aumentar o número de doentes monitorizados relativamente a complicações da diabetes. Kirkpatrick (1996) revelou que, quando uma mudança de comportamento do participante após a sessão de formação não ocorre, não se pode afirmar que a formação não é eficaz (Farjad, 2012). Vários casos não apresentam as condições necessárias, pelo que, mesmo com a formação positiva, a reação comportamental dos participantes foi alterada. Assim, durante a sua avaliação é imperativo verificar se os participantes desejam fazer mudanças no seu comportamento; e se os participantes percebem o que e como fazer.

Em $20^{th}$ de outubro de 2016, foi iniciada a educação para as Diretrizes Americanas para a Diabetes modificadas para médicos, enfermeiros e outros profissionais de saúde. Foram realizadas várias sessões de formação pela enfermeira educadora e pelo revisor de qualidade. Foi ainda explicado como utilizar o quadro de observação e foi elaborado o novo protocolo para o exame das complicações da diabetes nos idosos. Até ao dia $16^{th}$ de novembro de 2016, 95% e mais do pessoal da linha da frente adquiriu formação sobre o quadro de observação e o protocolo de orientação alterado.

**Avaliação de cada um dos objectivos:**

1. Aumentar a percentagem de doentes idosos monitorizados para complicações diabéticas nos Cuidados de Saúde Domiciliários, em conformidade com as orientações da Associação Americana de Diabetes (ADA) baseadas em evidências, de 30% para 80%, de outubro de 2016 a março de 2017

Todos os diferentes objectivos inicialmente identificados pelo autor tiveram de ser avaliados por determinados quadros que tinham os seus fundamentos no próprio plano de desenvolvimento da organização. O aumento do número de doentes identificados pelas diretrizes foi feito através da formação do pessoal envolvido nos cuidados de longa duração, para ser educado e depois avaliado pela educação para aumentar o número de doentes monitorizados relativamente à complicação da diabetes. Kirkpatrick (1996) afirmou que, quando há uma mudança no comportamento dos participantes após a ausência de formação, isso não significa necessariamente que as sessões de formação foram ineficazes (Farjad, 2012). Vários casos revelam que, na ausência das condições necessárias, uma reação positiva pode mesmo revelar a mudança de comportamento dos participantes na formação. Assim, durante o processo de avaliação, é imperativo avaliar se existe vontade dos participantes em mudar o seu comportamento e compreender se os participantes percebem o que e como fazer.

Para todos os médicos, enfermeiros e outros profissionais de saúde, as Diretrizes Americanas para a Diabetes modificadas foram iniciadas em 20th dia de outubro de 2017 como base para a sua capacitação. Foram realizadas várias sessões educativas pelo enfermeiro educador e pelo revisor de qualidade, que explicaram os procedimentos de utilização do quadro de observação, e foi elaborado o novo protocolo de observação das complicações da diabetes nos idosos. Até ao mês de novembro de 2016, mais de 95% do pessoal da linha da frente recebeu uma formação alargada sobre o protocolo de orientação modificado e sobre o quadro de observação. Esta formação garantiu que o pessoal da linha da frente fosse competente para utilizar o novo gráfico de observação, que poderia reconhecer as complicações precoces da diabetes, o que ajudou na gestão precoce da mesma.

Figura 7: Modelo Kirkpatricks de avaliação da formação

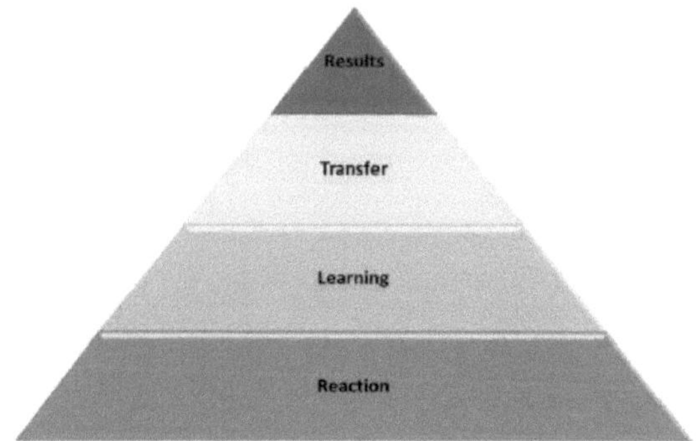

2. Atingir um nível basal de HbA1c inferior a 7,5 em todos os pacientes diabéticos sob HHCS até no final de 6 meses a partir de outubro de 2016.

A concretização do segundo objetivo foi mais difícil porque a maioria dos idosos foi tratada com uma escala móvel de insulina, mesmo quando se encontravam num estado de hiperglicemia não controlada. Uma melhor solução teria sido adotar uma abordagem abrangente que envolvesse uma equipa multidisciplinar, incluindo o médico, o enfermeiro e o farmacologista clínico, que resolveria a questão através do controlo da HbA1c a um valor inferior a 7,5, o que diminuiria ainda mais as complicações da mesma. Este objetivo específico pode ser avaliado pelo modelo de mudança da caixa de Ovretveit, através do qual os valores de HbA1c que estavam disponíveis na altura da linha de base podem ser comparados com os valores de HbA1c após a implementação da ferramenta e a formação do pessoal para a deteção precoce de complicações e a manutenção da HbA1c em níveis desejáveis.

A figura 8 apresenta a avaliação descritiva (Ovretveit, 1998)

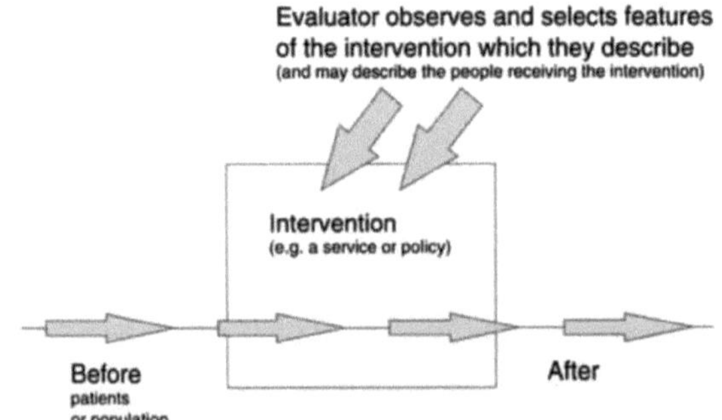

3. Reduzir em 30 % os internamentos hospitalares de doentes diabéticos do HHCS devido às suas complicações durante seis meses a partir de outubro de 2016.

A avaliação deste objetivo foi novamente realizada pelo modelo de mudança da caixa de Ovretviets, que forneceu uma avaliação abrangente da diferença nos valores de HbA1c antes e depois da implementação da ferramenta.

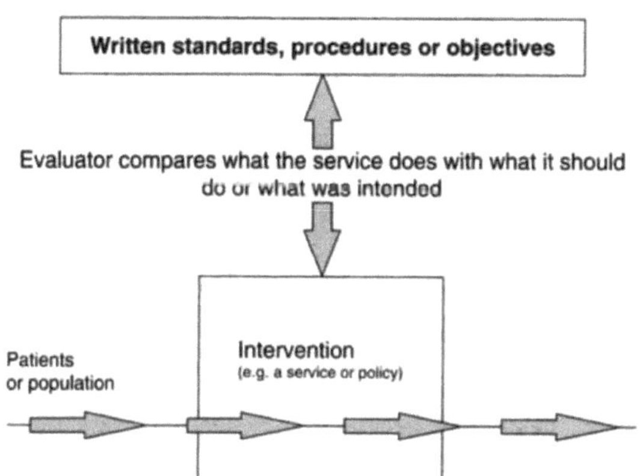


A figura 9 mostra a conceção da avaliação da auditoria (Ovretveit, 1998)

O projeto de mudança testemunhou uma diminuição notável das admissões de acordo com a ferramenta que foi implementada e os resultados alcançados pelo processo de mudança são descritos em pormenor na secção seguinte.

## 4.4 Resultados

Com base nas análises finais efectuadas pelo investigador, que incluíram uma amostra de 400 doentes para um número de doentes-dia de 10 500 dias e quatro intervenções, são feitas as seguintes inferências: o ajustamento dos dados é feito em função da idade, raça, sexo, gravidade da pontuação da doença, riscos de mortalidade e unidade/departamento hospitalar; a glicose média dos nossos doentes durante o tempo de admissão está abaixo dos 180 mg/dL recomendados como máximo, com um intervalo de 150 a 165 mg/dL em doentes diabéticos com hiperglicemia. Durante o período de referência, que foi de setembro de 2016 a março de 2017, verificámos que não há um aumento significativo dos níveis de glicose no sangue em doentes com hiperglicemia ou diabetes.

**Acompanhamento da avaliação**

Para que o processo de desenvolvimento e implementação de métricas fosse possível, no ano de 2017 (mês de março), foi contratada a recém-desenvolvida equipa de apoio clínico analítico de QI do hospital. O hospital actualizou ainda para um sistema sem fios

Sistema de glucómetro com um software a acompanhar, que facilita a geração de relatórios glucométricos em tempo real em todas as unidades hospitalares e dentro delas. Este avanço tecnológico revela que, para (1) avaliar atempadamente o impacto de futuras intervenções no glucómetro; (2) identificar rapidamente os desvios em relação aos objectivos de glucose aceites e ajudar a alcançar e analisar soluções específicas; e (3) envolver o pessoal hospitalar através da apresentação de relatórios mensais sobre a glucose em todo o hospital, em que um sistema de recompensas para as unidades é atribuído de forma consistente para alcançar os objectivos de glucose. Para resolver os actuais obstáculos à eficiência e precisão a gama e a especificidade dos processos electrónicos de documentação dos cuidados são alargadas, facilitando simultaneamente a recuperação de dados para análises em curso. Além disso, para a avaliação das métricas de desempenho, os programas associados à gestão da glicose devem considerar se as recomendações são apoiadas, compreendidas e seguidas por todos os membros relevantes da equipa de cuidados hospitalares. Consequências indesejadas com o surgimento de problemas de implementação bem-sucedida exigem o refinamento adicional do processo. Igualmente importante para o nosso processo de avaliação foi a revisão e o acompanhamento dos eventos notificados à Rede de Segurança do Doente e ao sistema de notificação de incidentes do hospital, associados a hiperglicemia ou hipoglicemia; sabe-se que esses casos servem de impulso poderoso para a revisão da política institucional. Prevemos ainda que o SGC, após a análise dos dados, sintetize e discuta as conclusões e gere novas intervenções através dos ciclos regulares programados de melhoria do desempenho (por exemplo, Plan-Do-Study-Act [PDSA]) e da eliminação de áreas de deficiência contínua. Uma vez que finalizámos a avaliação da glucometria, seria melhor avaliar e realizar futuras intervenções de QI em doentes com diabetes de forma mais eficiente através da utilização de ciclos PDSA. Além disso, para explorar as áreas de melhoria, o processo de avaliação, incluindo a compilação de informações, pode ser utilizado para o envolvimento do pessoal e dos executivos do hospital através de campanhas de sensibilização associadas à diabetes em regime de internamento e através do fornecimento regular de relatórios de desempenho específicos da unidade e de todo o hospital (Figura 11). É imperativo que todos os membros do pessoal examinem a razão pela qual a gestão da glicose é importante, o que inclui os efeitos adversos da gestão da glicose e os benefícios clínicos para o doente durante a implementação.

Figura 10: Relatórios de desempenho do estado glicémico específicos da unidade e a nível hospitalar

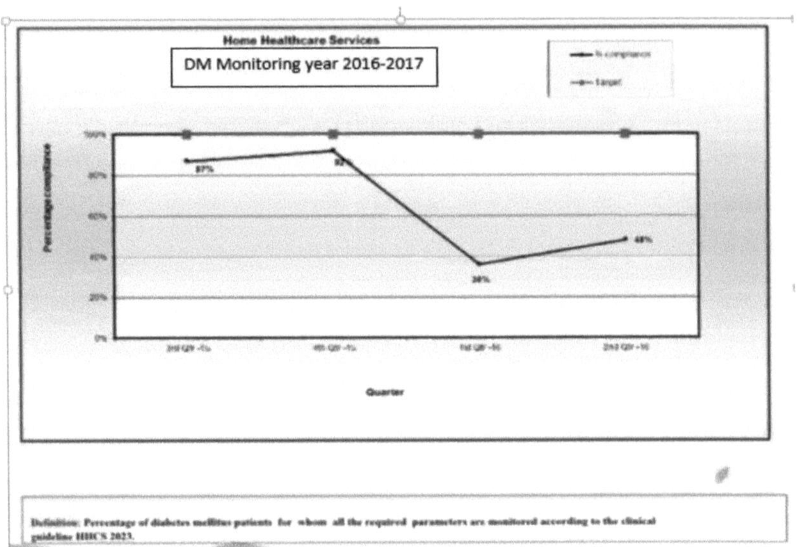


## 4.5 Conclusão

A partir da discussão anterior, pode concluir-se com segurança que a avaliação é o passo mais importante em qualquer projeto de desenvolvimento organizacional, porque nos ajuda a medir o que foi exatamente adquirido ou alcançado no processo de implementação. Além disso, o processo de avaliação dá-nos uma avaliação abrangente e contínua do que foi alcançado em comparação com o processo de mudança em si. A avaliação fornece ainda uma representação adequada do que foi alcançado e ajuda a perceber se o processo de mudança foi um sucesso na implementação de melhorias de qualidade. Este capítulo será seguido de um capítulo sobre a discussão e a conclusão deste projeto de desenvolvimento organizacional, com destaque para as melhorias de qualidade e as oportunidades de aprendizagem durante o próprio processo de mudança.

# Capítulo 5: Discussão e conclusão

## 5.1. Introdução

O impacto organizacional da mudança e as implicações para a gestão foi o aspeto mais importante que chamou a atenção do autor, uma vez que este está mais interessado em estudar os aspectos de liderança e gestão da mudança. O autor planeia aplicar todos os conhecimentos obtidos com o processo nos seus futuros empreendimentos na área da gestão. O aspeto de impacto mais importante em que o autor se concentrou foi a sustentabilidade e a relação custo-eficácia da mudança, pois acredita que o futuro das organizações de cuidados de saúde será definido por estes dois aspectos no mundo sempre sobrecarregado de restrições financeiras (Kash et al., 2014).

As alterações geraram várias relações novas entre a gestão e as partes interessadas com várias equipas para a prestação de cuidados e são consideradas como o processo completo de cuidados diabéticos nos idosos baseado no conceito de trabalho em equipa integrado. Este conceito é importante, uma vez que as organizações no sector dos cuidados de saúde são mais bem sucedidas quando funcionam de forma colaborativa em vez de operarem de forma fragmentada por níveis de hierarquia (McAuliffe & Van Vaerenbergh, 2006). As relações fortes e duradouras entre a equipa de gestão local, a equipa de qualidade e as equipas clínicas foram reconhecidas como um pré-requisito para a prestação harmoniosa de cuidados abrangentes aos diabéticos no CHS. O autor sublinha que a mudança não é uma questão de coincidência, mas sim uma questão de planeamento cuidadoso com um objetivo em mente (Dunphy & Stace, 1993). Os custos e inconvenientes da mudança devem ser tolerados para o sucesso organizacional (Young et al., 2015). O novo processo de mudança é um recurso sustentável e oferece à organização uma valiosa oportunidade de transformação. Se o custo de um futuro melhor implicar o investimento na educação e formação do pessoal, então a gestão terá a garantia da melhor relação custo-benefício (Sallis, 2014). Todo o processo dá uma visão diferente ao concentrar-se na qualidade de vida e não no número de anos de vida, uma vez que o HHC envolve uma tal combinação de casos. O agente de mudança transmitiu o feedback positivo dos participantes e a diferença notória na prestação de cuidados na sua prática quotidiana. Estes manifestaram um empenhamento contínuo através do seu esforço em prestar cuidados contínuos aos diabéticos, recorrendo à educação dos doentes, o que se traduzirá em melhores resultados clínicos.

## 4.2 Pontos fortes e limitações do projeto

A ideia do projeto é bastante simplista e os processos de mudança são bastante fáceis de gerir. As tarefas relativas à produção de materiais para educação foram implementadas na iniciativa e foram realizadas pela equipa clínica com a ajuda da equipa de qualidade no sentido de proporcionar e implementar a mudança, tendo em conta as questões financeiras. O autor teve a vantagem adicional de ser educado pelas competências de liderança e pelos conhecimentos adquiridos através de uma formação formal de nível de mestrado na disciplina de gestão dos cuidados de saúde. Os professores e os colegas estudantes deram um contributo valioso para o caso, o que reforçou a importância do trabalho em equipa (Weaver et al., 2010). Isto reforçou ainda mais o controlo do processo de mudança, que é implementado como um serviço normalizado, satisfatório e personalizado em relação às necessidades dos doentes.

Os níveis de envolvimento das partes interessadas foram notáveis e forneceram uma ancoragem adicional para a nova iniciativa. No entanto, a principal restrição e limitação é a dependência do programa de formação da presença do autor; no entanto, isto pode ser rectificado se for dada grande ênfase ao envolvimento dos membros da equipa. O facto de o autor estar empregado noutro local, mas ter decidido introduzir uma mudança num dos mais prestigiados estabelecimentos de cuidados de saúde do Estado, pode ser tanto um ponto forte como uma limitação. Pode ser visto como um ponto forte porque o autor aprendeu a cultura e as complexidades políticas. O autor ficou satisfeito com o seu desempenho como agente de mudança, mas apercebeu-se do facto de que, se tivesse sido implementado num ambiente mais familiar, os resultados teriam sido melhores. Mas a análise retrospetiva do processo dá uma ideia melhor do que poderia ter sido se ele fizesse parte da equipa. A incapacidade de escolher uma equipa familiar cuja dinâmica e caraterísticas fossem conhecidas pelo autor poderia ter resultado em melhores resultados (Aime et al., 2014).

## 5.3. Obstáculos à implementação

Com base na revisão da literatura e na avaliação do projeto, verificou-se que a atual prestação descoordenada de cuidados de saúde a diabéticos entre os doentes que recebem cuidados de saúde ao domicílio era um enigma, tendo em conta os recursos disponíveis na própria unidade. O problema real era a falta de iniciativa por parte dos médicos em experimentar novos métodos de cuidados, sem serem pouco científicos. Existe uma abundância de literatura que refere a necessidade de personalização dos cuidados no tratamento dos diabéticos, especialmente nos idosos frágeis. O corte rigoroso de HbA1c é um indicador fiável na população adulta, mas o caso dos idosos requer uma consideração especial, uma vez que esta população tem uma resposta fisiológica diferente à escala móvel de insulina e a valores de HbA1c mais rigorosos. Este projeto abriu caminho para

A Comissão está a estudar uma forma de ultrapassar este desafio, recorrendo a práticas baseadas em evidências e à análise comparativa de outras instituições com antecedentes semelhantes. É necessário visualizar as mudanças constantes necessárias para atingir o nível ótimo de cuidados. A partir dos resultados, conclui-se que a implementação está a decorrer a todo o vapor, de acordo com o plano concebido. A barreira remanescente, que ainda não foi resolvida, é a restrição financeira e a generalização dos resultados para o departamento de geriatria, que inclui a geriatria aguda, a unidade de ventilação de adultos e as instalações de vida assistida, que estão sob o teto do grupo de cuidados continuados.

## 5.4 Recomendações para melhorias futuras

A iniciativa atual só está a ser implementada a nível local na organização, apesar de haver restrições financeiras. Uma vez que o âmbito é mais alargado, pode ser aplicado em todo o país e, se for aplicado como um programa nacional, o HHC é a única organização estatal de cuidados de saúde ao domicílio. Os resultados disponíveis devem ser analisados e acompanhados durante um período de mais 6 meses. Quando estiverem disponíveis dados suficientes para provar que a mudança provocou efetivamente uma alteração na qualidade dos cuidados, os resultados podem ser publicados. Estas publicações podem aumentar a consciencialização sobre a melhoria entre os dirigentes e as partes interessadas. Este objetivo ainda não foi alcançado, mas faz parte dos esforços futuros do autor. Além disso, os materiais educativos, folhetos e outros documentos de apoio devem ser reservados para efeitos de formação e actividades de distribuição que possam ocorrer no futuro. Quando a avaliação constante mostrar um padrão de melhoria, este pode ser utilizado como modelo para futuros processos de mudança e implementações.

Uma auditoria é um instrumento poderoso para melhorar a qualidade dos cuidados de saúde (Quarterman, Thomas, McKenna, & McNamee, 2005). São apresentadas várias sugestões para futuras auditorias à aplicação das diretrizes, de modo a garantir o seu cumprimento. Na opinião do autor, é obrigatório guardar os registos dos doentes para as práticas de auditoria e os dados devem ser introduzidos e mantidos sem quaisquer falhas. A ferramenta atual tem de ser improvisada e aperfeiçoada para a personalização dos cuidados a prestar aos diabéticos e, uma vez alcançado o consenso, pode ser feita a auditoria do seu cumprimento. Uma vez alcançados os melhores resultados possíveis, podem ser incorporadas melhorias constantes a diferentes níveis. A avaliação do projeto pode ser facilitada por este meio e também permite a aplicação deste projeto a nível nacional. O autor centra-se no efeito macro-sistémico da mudança, uma vez que este é a base da mudança a nível do sistema, que é o futuro da sustentabilidade nos cuidados de saúde (McAuliffe & Van Vaerenbergh, 2006).

## 5.5 Conclusão

A diferença entre conhecimento e sabedoria é a essência de qualquer mudança no sector da saúde. O mero conhecimento da mudança não é a necessidade do momento, mas a sabedoria para utilizar os recursos disponíveis através de uma posição estratégica adequada ajudaria a poupar dinheiro nos cuidados de saúde. A liderança tem de assumir uma posição proactiva, incentivando o pessoal de base a participar em qualquer processo de mudança, o que garantiria o seu apoio e participação. Para concluir, apesar das limitações de tempo, foi implementado um novo projeto de mudança. O sucesso do projeto foi decidido pela dedicação expressa pelas partes interessadas no seu trabalho. A liderança do autor, impulsionada pelo poder do conhecimento, foi a essência da concretização da mudança através de uma navegação hábil em tempos de incerteza.

Os verdadeiros líderes não perdem de vista os seus seguidores ao longo do caminho. Envolvem-nos, capacitam-nos e são os seus guias constantes que os encorajam de todas as formas possíveis para alcançarem os melhores resultados. A transformação de uma organização é exequível quando alimentada por uma forte cultura de compromisso e quando o conhecimento profundo das melhores práticas actuais passa a fazer parte da cultura da organização. Introduzir a mudança por fases, abordar cada fase de forma proactiva e dominar a atual base de provas para realizar o melhor plano para os resultados é uma receita simples mas comprovada para o sucesso. Espera-se que esta mudança seja levada por diante para alcançar a sustentabilidade e uma melhor qualidade dos cuidados prestados aos diabéticos idosos.

## Referências

Abellan van Kan, G., Rolland, Y., Bergman, H., Morley, J. E., Kritchevsky, S. B., & Vellas, B. (2008). The I.A.N.A Task Force on frailty assessment of older people in clinical practice. *The Journal of Nutrition, Health & Aging, 12(1),* 29-37.

Aime, F., Humphrey, S., DeRue, D. S., & Paul, J. B. (2014). O enigma da heterarquia: Power transitions in cross-functional teams (Transições de poder em equipas multifuncionais). *Academy of Management Journal*, *57*(2), 327-352.

Al-Thani, M. H., Al-Thani, A. A. M., Cheema, S., Sheikh, J., Mamtani, R., Lowenfels, A. B., ... Maisonneuve, P. (2016). Prevalência e determinantes da síndrome metabólica no Qatar: resultados de uma Pesquisa Nacional de Saúde. *BMJ Open,* *6*(9), e009514. https://doi.org/10.1136/bmjopen-2015-009514

Colégio Americano de Farmácia Clínica, Hume, A. L., Kirwin, J., Bieber, H. L., Couchenour, R. L., Hall, D. L., ... Wiggins, B. (2012). Melhorar as transições de cuidados: prática atual e oportunidades futuras para os farmacêuticos. *Pharmacotherapy*, *32*(11), e326-337. https://doi.org/10.1002/phar.1215

Diretrizes da American Diabetic Association para diabéticos idosos. (2016). *Diabetes Care*, *33*(Suplemento 1), S81-S85. https://doi.org/10.2337/dc16-S013

Appelbaum, S. H., Habashy, S., Malo, J.-L., & Shafiq, H. (2012). De volta ao futuro: revisitando o modelo de mudança de Kotter de 1996. *Journal of Management Development, 31*(8), 764-782.

Avolio, B. J., & Gardner, W. L. (2005). Desenvolvimento de liderança autêntica: Chegando à raiz das formas positivas de liderança. *The Leadership Quarterly, 16(3),* 315-338.

Baelani, I., Jochberger, S., Laimer, T., Rex, C., Baker, T., Wilson, I. H., ... Dunser, M. W. (2012). Identificar as necessidades de recursos para os cuidados com a sépsis e a implementação de diretrizes na República Democrática do Congo: um inquérito por grupos de 66 hospitais em quatro províncias orientais. *Jornal de Anestesiologia do Médio Oriente, 21.*

Bamford, D. R., & Forrester, P. L. (2003). Gestão da mudança planeada e emergente num ambiente de gestão de operações. *International Journal of Operations & Production Management, 23(5),* 546-564.

Barzilay, J. I., Blaum, C., Moore, T., Xue, Q. L., Hirsch, C. H., Walston, J. D., & Fried, L. P. (2007). Insulin resistance and inflammation as precursors of frailty: the Cardiovascular Health Study. *Archives of Internal Medicine, 167(7),* 635-641.

Bergman, H., Ferrucci, L., Guralnik, J., Hogan, D. B., Hummel, S., Karunananthan, S., & Wolfson, C. (2007). Frailty: an emerging research and clinical paradigm - issues and controversies (Fragilidade: um paradigma clínico e de investigação emergente - questões e controvérsias). *The Journals of Gerontology. Série A, Ciências Biológicas e Ciências Médicas*, *62*(7), 731-737.

Bertoni, A. G., Kirk, J. K., Goff, D. C., & Wagenknecht, L. E. (2004). Excesso de mortalidade relacionado com a diabetes mellitus em idosos beneficiários do Medicare. *Annals of Epidemiology, 14(5),* 362-367. https://doi.org/10.1016Zj.annepidem.2003.09.004

Bo, M., Gallo, S., Zanocchi, M., Maina, P., Balcet, L., Bonetto, M., ... Aimonino Ricauda, N. (2015). Prevalência, correlações clínicas e uso de medicamentos para baixar a glicose

entre os doentes idosos com diabetes tipo 2 que vivem em instituições de cuidados prolongados.

*Journal of Diabetes Research, 2015,* 1-5. https://doi.org/10.1155/2015/174316

Boord, J. B., Greevy, R. A., Braithwaite, S. S., Arnold, P. C., Selig, P. M., Brake, H., ... Baldwin, D. (2009). Avaliação do controlo glicémico hospitalar nos Centros Médicos Académicos dos EUA

. *Journal of Hospital Medicine, 4*(1), 35-44.

https://doi.org/10.1002/jhm.390

Booth, A., Papaioannou, D., & Sutton, A. (2012). *Abordagens sistemáticas para uma revisão da literatura bem sucedida.* Los Angeles; Thousand Oaks, Califórnia: Sage.

Brasil, K., Wakefield, D. B., Cloutier, M. M., Tennen, H., & Hall, C. B. (2010). Organizational culture predicts job satisfaction and perceived clinical effectiveness in pediatric primary care practices. *Health Care Management Review, 35*(4), 365-371.

Brevetti, G., Schiano, V., Sirico, G., Giugliano, G., Laurenzano, E., & Chiariello, M. (2006). Metabolic syndrome in peripheral arterial disease: relationship with severity of peripheral circulatory insufficiency, inflammatory status, and cardiovascular comorbidity. *Journal of Vascular Surgery, 44(1^,* 101-107.

Brown, A. F., Mangione, C. M., Saliba, D., Sarkisian, C. A., & California Healthcare Foundation/American Geriatrics Society Panel on Improving Care for Elders with Diabetes. (2003). Guidelines for improving the care of the older person with diabetes mellitus. *Journal of the American Geriatrics Society, 51*(5 Suppl Guidelines), S265-280. https://doi.org/10.1046/j.1532-5415.51.5s.1.x

Bryson, J. M. (2004). O que fazer quando os participantes são importantes: identificação dos participantes

e técnicas de análise. *Revista de Gestão Pública, 6*(1), 21-53.

Burnes, B. (2004). *Gerir a mudança: A strategic approach to organisational dynamics.* Pearson Education.

Cabana, M. D., Rand, C. S., Powe, N. R., Wu, A. W., Wilson, M. H., Abboud, P. A., & Rubin, H. R. (1999). Why don't physicians follow clinical practice guidelines: A frameworkforimprovement .*JAMA, 282.*

https://doi.org/10.1001/jama.282.15.1458

Casellini, C., & Vinik, A. (2007). Manifestações clínicas e opções de tratamento actuais para as neuropatias diabéticas. *Endocrine Practice, 13(5),* 550-566.

Centros de Controlo e Prevenção de Doenças. (2014). Relatório nacional de estatísticas sobre diabetes: estimativas de diabetes e sua carga nos Estados Unidos, 2014. *Atlanta, GA: Departamento de Saúde e Serviços Humanos dos EUA, 2014.*

Charokopou, M., Sabater, F. J., Townsend, R., Roudaut, M., McEwan, P., & Verheggen, B. G. (2016). Métodos aplicados em modelos de custo-efetividade para estratégias de tratamento em diabetes mellitus tipo 2 e seu uso em Avaliações de Tecnologias em Saúde: uma revisão sistemática da literatura de 2008 a 2013. *Current Medical Research and Opinion, 32*(2), 207-218.
https://doi.org/10.1185/03007995.2015.1102722

Christos, P. J., Chemaitelly, H., Abu-Raddad, L. J., Ali Zirie, M., Deleu, D., & Mushlin, A. I. (2014). Prevenção da diabetes mellitus tipo II no Qatar: quem está em risco? *Qatar Medical Journal, 2014(2),* 13. https://doi.org/10.5339/qmj.2014.13

Cigolle, C. T., Langa, K. M., Kabeto, M. U., Tian, Z., & Blaum, C. S. (2007). Geriatric conditions and disability: the Health and Retirement Study (Condições geriátricas e incapacidade: o estudo sobre saúde e reforma). *Annals of Internal Medicine, 147*(3), 156-164.

DeYoung, J., Bauer, R., Brady, C., & Eley, S. (2011). Controlo dos níveis de glicose no sangue em doentes hospitalizados: Recomendações actuais. American Nurse Today, 6(5), 12-14.

Dixon-Woods, M., Baker, R., Charles, K., Dawson, J., Jerzembek, G., Martin, G., ... Ozieranski, P. (2013). Cultura e comportamento no Serviço Nacional de Saúde Inglês: visão geral das lições de um grande estudo multimétodo. *BMJ Quality & Safety*, bmjqs-2013.

Dorner, B., Friedrich, E. K., Posthauer, M. E., & American Dietetic Association. (2010). Posição da American Dietetic Association: abordagens nutricionais individualizadas para adultos mais velhos em comunidades de cuidados de saúde. *Journal of the American Dietetic Association*,

*110*(10), 1549-1553.

Dunning, T., Savage, S., Duggan, N., & Martin, P. (2012). Desenvolvimento de diretrizes clínicas para os cuidados em fim de vida: misturando evidência e consenso. *International Journal of Palliative Nursing, 18*(8), 397-405. https://doi.org/10.12968/ijpn.2012.18.8.397

Dunphy, D., & Stace, D. (1993). A gestão estratégica da mudança empresarial. *Human Relations, 46*(8), 905-920.

Farjad, S. (2012). A Avaliação da Eficácia dos cursos de formação na Universidade por Modelo Kirkpatrick (estudo de caso: Universidade de Islamshahr). *Procedia-Social e Ciências do Comportamento, 46,* 2837-2841.

Figueiredo, P. A., Mota, M. P., Appell, H. J., & Duarte, J. A. (2008). O papel das mitocôndrias no envelhecimento do músculo esquelético. *Biogerontologia, 9*(2), 67-84.

Fleming, P., & Spicer, A. (2008). Para além do poder e da resistência: New approaches to organizational politics. *Management Communication Quarterly, 21*(3), 301-309.

Ford, J. D., Ford, L. W., & D'Amelio, A. (2008). Resistance to change: The rest of the story. *Academy of Management Review, 33*(2), 362-377.

Foundation, C. H., in Improving, A. G. S. P., & Care for Elders with Diabetes, C. (2003). Guidelines for improving the care of the older person with diabetes mellitus. *Journal of the American Geriatrics Society, 51*(5s), 265-280.

Fraser, E. D., Dougill, A. J., Mabee, W. E., Reed, M., & McAlpine, P. (2006). De baixo para cima e de cima para baixo: Analysis of participatory processes for sustainability indicator identification as a pathway to community empowerment and sustainable environmental management. *Journal of Environmental Management, 78*(2), 114127.

Fried, L. P., Tangen, C. M., Walston, J., Newman, A. B., Hirsch, C., Gottdiener, J., ... Grupo de

Pesquisa Colaborativa do Estudo de Saúde Cardiovascular. (2001). Frailty in older adults: evidence for a phenotype (Fragilidade em idosos: evidência de um fenótipo). *The Journals of Gerontology. Série A, Ciências Biológicas e Ciências Médicas, 56*(3), M146-156.

Garber, A. J., Abrahamson, M. J., Barzilay, J. I., Blonde, L., Bloomgarden, Z. T., Bush, M. A., ... Colégio Americano de Endocrinologia (ACE). (2016). CONSENSO DECLARAÇÃO DA ASSOCIAÇÃO AMERICANA DE CLÍNICOS ENDOCRINOLOGISTAS E COLÉGIO AMERICANO DE ENDOCRINOLOGIA SOBRE O ALGORITMO ABRANGENTE DE GESTÃO DA DIABETES TIPO 2-2016 RESUMO EXECUTIVO. *Endocrine Practice: Official Journal of the American College of Endocrinology and the American Association of Clinical Endocrinologists, 22*(1), 84-113. https://doi.org/10.4158/EP151126.CS

Gill, R. (2011). *Teoria e prática da liderança.* Sage.

Gilmartin, M. J., & D'Aunno, T. A. (2007). 8 leadership research in healthcare: a review and roadmap. *The Academy of Management Annals, 1*(1), 387-438.

Goffey, R., & Jones, G. (2005). Gerir a autenticidade. *Harvard Business Review.*

Goldberg, R. B. (2009). Cytokine and Cytokine-Like Inflammation Markers, Endothelial Dysfunction, and Imbalanced Coagulation in Development of Diabetes and Its Complications. *The Journal of Clinical Endocrinology & Metabolism, 94*(9), 31713182. https://doi.org/10.1210/jc.2008-2534

Golightly, L. K., Jones, M. A., Hamamura, D. H., Stolpman, N. M., & McDermott, M. T. (2006). Gestão de Diabetes Mellitus em Pacientes Hospitalizados: Efficiency and Effectiveness of Sliding-Scale Insulin Therapy (Eficiência e Eficácia da Terapia com Insulina em Escala Deslizante). *Pharmacotherapy, 26*(10), 14211432. https://doi.org/10.1592/phco.26.10.1421

Goodwin, N., Smith, J., Davies, A., Perry, C., Rosen, R., Dixon, A., ... Ham, C. (2012). Cuidados integrados para doentes e populações: Melhorar os resultados através do trabalho conjunto. Apresentado no relatório A report to the Department of Health and the NHS Fórum do Futuro. Londres: The King's Fund e Nuffield Trust.

Greenfield, S., Billimek, J., Pellegrini, F., Franciosi, M., De Berardis, G., Nicolucci, A., & Kaplan, S. H. (2009). A comorbilidade afecta a relação entre o controlo glicémico e os resultados cardiovasculares na diabetes: um estudo de coorte. *Annals of Internal Medicine, 151*(12), 854-860. https://doi.org/10.7326/0003-4819-151-12- 200912150-00005

Haas, L. B. (2014). Considerações especiais para adultos mais velhos com diabetes que residem em instalações de enfermagem especializadas. *DiabetesSpectrum ,27(1),*37-43. https://doi.org/10.2337/diaspect.27.1.37

Harlos, K., Tetroe, J., Graham, I. D., Bird, M., & Robinson, N. (2012). Explorar a literatura de gestão para obter informações sobre a implementação de mudanças baseadas em evidências nos cuidados de saúde.

Hirsch, I. B. (2009). Escala deslizante de insulina - Hora de parar de deslizar. *JAMA, 301(2),* 213. https://doi.org/10.1001/jama.2008.943

HSE. (2008). Improving ourservices- A Users' Guide to Managing Change in the Health Service, Executive. (O. D. Unit, Ed.) Dublin: Health Services Executive, (HSE. (2008, julho)).

Huang, E. S., Brown, S. E. S., Ewigman, B. G., Foley, E. C., & Meltzer, D. O. (2007). Percepções dos pacientes sobre a qualidade de vida com complicações e tratamentos relacionados com a diabetes. *Diabetes Care, 30*(10), 2478-2483. https://doi.org/10.2337/dc07- 0499

Huang, E. S., Zhang, Q., Gandra, N., Chin, M. H., & Meltzer, D. O. (2008). O efeito da doença comórbida e do estado funcional nos benefícios esperados do controlo intensivo da glicose em pacientes mais velhos com diabetes tipo 2: uma análise de decisão. *Annals of Internal Medicine, 149(1),* 11-19.

Inzucchi, S. E., Bergenstal, R. M., Buse, J. B., Diamant, M., Ferrannini, E., Nauck, M., ... Matthews, D. R. (2012). Gestão da hiperglicemia na diabetes tipo 2: A Patient-Centered Approach (Uma abordagem centrada no paciente): Position Statement of the American Diabetes Association (ADA) and the European Association for the Study of Diabetes (EASD). *Diabetes Care, 35*(6), 1364-1379. https://doi.org/10.2337/dc12-0413

Jackson, K. M. (2016). Melhorar o programa de gestão de quedas em lares de idosos, melhorando o padrão de cuidados com o protocolo multi-intervencional de cuidados colaborativos focado na prevenção de quedas. *Journal of Nursing Education and Practice, 6*(6). https://doi.org/10.5430/jnep.v6n6p84

Jesson, J., Matheson, L., & Lacey, F. M. (2011). *Doing your literature review: traditional and systematic techniques.* Los Angeles, Califórnia; Londres: SAGE.

Kash, B. A., Spaulding, A., Johnson, C. E., & Gamm, L. (2014). Factores de sucesso para iniciativas de mudança estratégica: um estudo qualitativo dos administradores de cuidados de saúde perspectivas. *Journal of Healthcare Management, 59*(1), 65-82.

Kim, T. N., Park, M. S., Yang, S. J., Yoo, H. J., Kang, H. J., Song, W., ... Choi, K. M. (2010). Prevalência e factores determinantes da sarcopenia em doentes com diabetes tipo 2: o Korean Sarcopenic Obesity Study (KSOS). *Diabetes Care, 33(7),* 1497-1499. https://doi.org/10.2337/dc09-2310

Kotter, J. P. (1998). Winning at change: Ganhar na mudança. *Leader to Leader, 1998(10),* 27-33. https://doi.org/10.1002/ltl.40619981009

Layton, T. J., & Ryan, A. M. (2015). Pagamentos de incentivos mais elevados no programa Pay-for-Performance do Medicare Advantage não melhoraram a qualidade, mas aumentaram as ofertas de planos. *Health Services Research, 50*(6), 1810-1828. https://doi.org/10.1111/1475-6773.12409

Leiter, M. P., & Laschinger, H. K. S. (2006). Relationships of work and practice environment to professional burnout: testing a causal model. *Nursing Research*, *55*(2), 137-146.

Lewin, K. (1951). Field theory in social change. *New York*.

Lu, F.-P., Lin, K.-P., & Kuo, H.-K. (2009). Diabetes e o risco de fenótipos de envelhecimento multi-sistema: uma revisão sistemática e meta-análise. *PloS One*, *4*(1), e4144. https://doi.org/10.1371/journal.pone.0004144

McAuliffe, E., & Van Vaerenbergh, C. (2006). Guiding change in the Irish health system.

Mitchell, G. (2013). Selecionar a melhor teoria para implementar a mudança planeada: A melhoria do local de trabalho exige o envolvimento do pessoal e a manutenção das inovações. Gary Mitchell discute as teorias que podem ajudar a alcançar este objetivo. *Gestão de Enfermagem, 20(1),* 32-37.

Munshi, M. N., Florez, H., Huang, E. S., Kalyani, R. R., Mupanomunda, M., Pandya, N., ... Haas, L. B. (2016). Gestão da diabetes em cuidados de longa duração e instalações de enfermagem especializadas: A Position Statement of the American Diabetes Association. *Diabetes Care, 39(2),* 308-318. https://doi.org/10.2337/dc15-2512

Nalysnyk, L., Hernandez-Medina, M., & Krishnarajah, G. (2010). Glycaemic variability and complications in patients with diabetes mellitus: evidence from a systematic review of the literature. *Diabetes, Obesity and Metabolism, 12(4),* 288-298. https://doi.org/10.1111Zj.1463-1326.2009.01160.x

Oreg, S., & Sverdlik, N. (2011). Ambivalence toward imposed change: the conflict between dispositional resistance to change and the orientation toward the change agent. *Journal of Applied Psychology, 96*(2), 337.

Ovretveit, J. (1998). *Evaluating health interventions: an introduction to evaluation of health treatments, services, policies and organizational interventions*. McGraw- Hill International.

Ovretveit, J., & Gustafson, D. (2002). Avaliação de programas de melhoria da qualidade. *Quality and Safety in Health Care, 11*(3), 270-275.

Papworth, M. A., Milne, D., & Boak, G. (2009). An exploratory content analysis of situational leadership. *Journal of Management Development, 28(7),* 593-606.

Park, S. W., Goodpaster, B. H., Strotmeyer, E. S., Kuller, L. H., Broudeau, R., Kammerer, C., ... Tylavsky, F. A. (2007). Perda acelerada de força muscular esquelética em adultos mais velhos com diabetes tipo 2. *Diabetes Care, 30(6),* 1507-1512.

Quarterman, C. P., Thomas, A. N., McKenna, M., & McNamee, R. (2005). Utilização de um sistema de informação do paciente para auditar a introdução de uma pontuação de alerta precoce modificada. *J Eval Clin Pract, 11.* https://doi.org/10.1111/j.1365-2753.2005.00513.x

Quinn, K., Hudson, P., & Dunning, T. (2006). Gestão da diabetes em doentes que recebem cuidados paliativos. *Journal of Pain and Symptom Management, 32*(3), 275286. https://doi.org/10.1016/jjpainsymman.2006.03.011

Roubenoff, R. (2000). Sarcopenia e suas implicações para os idosos. *Jornal Europeu de Nutrição Clínica, 54*(S3), S40.

Sallis, E. (2014). *Gestão da qualidade total na educação.* Routledge.

Selvin, E., Steffes, M. W., Zhu, H., Matsushita, K., Wagenknecht, L., Pankow, J., ... Brancati, F. L. (2010). Glycated hemoglobin, diabetes, and cardiovascular risk in nondiabetic adults (Hemoglobina glicada, diabetes e risco cardiovascular em adultos não diabéticos). *The New England Journal of Medicine, 362(9),* 800-811. https://doi.org/10.1056/NEJMoa0908359

Senior, B., & Swailes, S. (2010). *Mudança organizacional* (4. ed). Harlow: Financial Times Prentice Hall.

Shrivastava, S., Shrivastava, P., & Ramasamy, J. (2013). Papel do autocuidado no manejo do diabetes mellitus. *Jornal de Diabetes e Distúrbios Metabólicos, 12(1),* 14. https://doi.org/10.1186/2251-6581-12-14

Singhal, A., Segal, A. R., & Munshi, M. N. (2014). Diabetes em instalações de cuidados de longo prazo. *Current Diabetes Reports, 14(3).* https://doi.org/10.1007/s11892-013- 0464-y

Stratton, I. M., Adler, A. I., Neil, H. A., Matthews, D. R., Manley, S. E., Cull, C. A., ... Holman, R. R. (2000). Association of glycaemia with macrovascular and microvascular complications of type 2 diabetes (UKPDS 35): prospective observational study. *BMJ (Clinical Research Ed.), 321*(7258), 405-412.

Painel de Peritos para a Atualização dos Critérios de Beers 2012 da Sociedade Americana de Geriatria. (2012). Sociedade Americana de Geriatria Critérios de Beers Actualizados para o Uso Potencialmente Inapropriado de Medicamentos em Adultos Idosos. *Journal of the American Geriatrics Society, 60*(4), 616-631. https://doi.org/10.1111/j.1532-5415.2012.03923.x

Turner, J. C. (2005). Explicando a natureza do poder: uma teoria de três processos. *Jornal Europeu de Psicologia Social, 35*(1), 1-22.

Walston, J., McBurnie, M. A., Newman, A., Tracy, R. P., Kop, W. J., Hirsch, C. H., ... Fried, L. P. (2002). Frailty and activation of the inflammation and coagulation systems with and without clinical comorbidities: results from the Cardiovascular Health Study. *Archives of Internal Medicine, 162*(20), 2333-2341.

Weaver, S. J., Rosen, M. A., Salas, E., Baum, K. D., & King, H. B. (2010). Integrar a ciência do treino de equipas: orientações para a formação contínua. *Journal of Continuing Education in the Health Professions, 30(4),* 208-220.

West, J., & Bogers, M. (2014). Alavancando fontes externas de inovação: uma revisão da pesquisa sobre inovação aberta. *Journal of Product Innovation Management, 31*(4), 814-831.

Whitson, H. E., Purser, J. L., & Cohen, H. J. (2007). Frailty thy name is... Frailty? *The Journals of Gerontology Series A: Biological Sciences and Medical Sciences*, *62(7),* 728-730.

Williams, E., & Curtis, A. (2015). Implementação de uma folha de fluxo de gerenciamento de diabetes em um ambiente de cuidados de longo prazo. *Canadian Journal of Diabetes, 39*(4), 273-277. https://doi.org/10.1016Zj.jcjd.2014.12.001

Young, W., Davis, M., McNeill, I. M., Malhotra, B., Russell, S., Unsworth, K., & Clegg, C. W. (2015). Mudança de comportamento: programas ambientais bem-sucedidos no local de trabalho. *Estratégia Empresarial e Ambiente, 24*(8), 689-703.

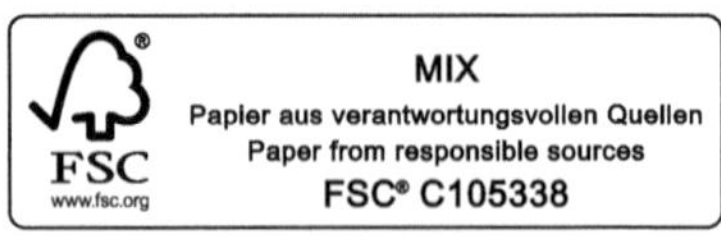


Printed by Books on Demand GmbH, Norderstedt / Germany